国家自然科学基金面上项目（No.82174532）
国家自然科学基金青年科学基金项目（No.82405207）

中成药综合评价研究报告
（2023 年）

主　审　陈可冀　王永炎
主　编　史楠楠　王燕平　张海力
副主编　梁　宁　车前子

中医古籍出版社
Publishing House of Ancient Chinese Medical Books

图书在版编目（CIP）数据

中成药综合评价研究报告 . 2023 年 / 史楠楠，王燕平，张海力主编 . -- 北京：中医古籍出版社，2024. 11. -- ISBN 978-7-5152-2938-6

Ⅰ. R286.0

中国国家版本馆 CIP 数据核字第 2024QA1098 号

中成药综合评价研究报告（2023 年）

史楠楠　王燕平　张海力　主编

策划编辑　吴　岫

责任编辑　吴　岫

封面设计　艺点锦秀

出版发行　中医古籍出版社

社　　址　北京市东城区东直门内南小街 16 号（100700）

电　　话　010-64089446（总编室）　010-64002949（发行部）

网　　址　www.zhongyiguji.com.cn

印　　刷　北京市泰锐印刷有限责任公司

开　　本　787mm×1092mm　1/16

印　　张　5　　　彩插　7.5

字　　数　282 千字

版　　次　2024 年 11 月第 1 版　2024 年 11 月第 1 次印刷

书　　号　ISBN 978-7-5152-2938-6

定　　价　158.00 元

中成药综合评价研究报告（2023年）
编委会

主　审　陈可冀　王永炎

主　编　史楠楠　王燕平　张海力

副主编　梁　宁　车前子

编　委（按姓氏笔划排序）：

马厚芳（中国中医科学院中医临床基础医学研究所）
王巍力（中国中医科学院中医临床基础医学研究所）
刘　斌（中国中医科学院中医临床基础医学研究所）
李慧珍（中国中医科学院中医临床基础医学研究所）
杨一玖（中国中医科学院中医临床基础医学研究所）
赵国桢（中国中医科学院中医临床基础医学研究所）
胡明智（中国中医科学院中医临床基础医学研究所）
胡紫腾（中国中医科学院中医临床基础医学研究所）
晏利姣（中国中医科学院中医临床基础医学研究所）
郭　敬（中国中医科学院中医临床基础医学研究所）
曹文杰（中国中医科学院中医临床基础医学研究所）
龚照元（中国中医科学院中医临床基础医学研究所）
焦丽雯（国药集团药业股份有限公司）

序

中医药是全球唯一全系统传承且未断裂的医药学，其本草学、四诊法、方剂学、针灸四项发明为人类健康做出了不凡的贡献，在世界医药发展史上占有重要地位。中成药是历经数千年临床实践而凝练出来的具有中国特色的个体化治疗手段，在中西文明互鉴的时代背景和趋势下，中成药产业迎来新的发展机遇，同时也面临严峻挑战。

多年来，我始终关注和参与中成药及其产业的发展，作为首席科学家，我先后改良或研制了包括清开灵注射液、痰热清注射液、复方苁蓉益智胶囊、银翘清热片等多个中药新药在内的10余种中成药，至今仍广泛应用于临床。如今全国有9000多个中成药品种，约5.7万个有效批准文号，约2400家中成药生产企业（占全国药品生产企业总数的29.1%），2021年中成药营收额4862亿元，利润总额755.2亿元，总营收高于化学药2.5%。但是，上市中成药普遍存在“先天不足，后天失养”的情况，如临床定位不清、整体循证证据质量薄弱、高质量证据缺乏、产品创新性弱、低水平重复与竞争等现象明显。因此，如何选用科学客观的方法明确中成药临床价值，指导中成药质量和中药产业优化升级，成为当前中成药产业发展的重中之重。

国家政策的发布与更新对中成药产业的发展具有重要影响。自1979年起，我国开始参与世界卫生组织的基本药物行动计划，1982年颁布了第一版《国家基本药物目录》（以下简称“基药目录”），但当时并未纳入中成药品种。2009年进行基药目录更新，将中成药和中药饮片纳入其中，中成药依据功能分类，共纳入102个品种。我曾受邀担任过《国家基本医疗保险药品目录》中成药遴选组组长，经过40余年的发展，我国基药遴选由专家经验为主逐渐转变为注重循证证据，2021年发布的现行《国家基本药物目录管理办法（修订草案）》明确了药品临床综合评价在基本药物目录遴选中的证据支撑作用。自20世纪80年代起，我国开始引入卫生技术评估的概念，经过数年发展已具备成熟且规范的流程，其在卫生决策方面也有了长足发展，逐渐成为我国卫生决策强有力的支撑。中医药领域学者积极探索，逐步开展相关研究，促进中医药卫生技术评估的规范，推动相关卫生决策的科学化、规范化。因此，以政策为导向，推进中成药基本药物目录等市场准入进程，是中成药长远、可持续发展的重要路径之一。我们应正确引导科研方向，加强科学证据，制定具有全局意识的研发策略，提升中医药循证研究能力、药事服务能力。

基于以上中成药发展现状和现存问题，中国中医药循证医学中心（中国中医科学院中医临床基础医学研究所）中医药标准与循证团队在国家卫生健康委员会药品临床综合评价指南的指导下，根据中医药特点，联合领域内50余位交叉学科的专家共同制定了包括技术导则、评价指标体系、评价模型、报告清单等的中成药临床综合评价方法学技术工具。该团队对200余种上市后中成药开展综合评价研究，现已完成评价工作，将评价工作流程及结果编制成《中成药综合评价研究报告》。该报告立足“多方参与，公开透明，持续动态”的基本理念，具有以下特点：一是证据为重，综合评价。以服务患者健康为导向，充分基于中成药已有证据资料，重点关注临床疗效和患者临床获益情况，兼顾安全、经济、科学等评价维度，开展综合评价。二是先定标准，再行评价。根据中药品种基本特点，优先通过广泛征集领域内专家意见，经多轮专家论证、行业内公开意见征集，设定包括评价指标和评价模型的评价技术规范，开展评价前签署保密协议，统一开展人员培训，以保证中成药品种综合评价工作的科学性和规范性。三是动态评价，正向引导。根据证据不断更新变化的特点，采用动态评价策略；且根据评价结果对中成药品种质量提升、优化证据具有良好的科研导向。四是公平公开，结果公正。对评价技术规范公开征集意见，依托线上数据平台提交资料，避免数据提供企业和评价团队直接接触，确保评价过程和结果无利益相关性和评审流程公平性。该评价工作从多维度视角评估中成药品种综合价值，为促进药品回归临床价值，优化合理用药提供有力证据支撑。

未来，希望中国中医科学院中医临床基础医学研究所（中国中医药循证医学中心）中医药标准与循证团队能够立足中医药大科学、大卫生、大概念的需求，继续坚持中医药原创思维，挖掘中医药原创优势，树立战略思维和全局意识，踔厉奋发，砥砺前行，建立系统化的中医药循证评价体系，推进中医药事业的传承创新发展，为中药产业的国际竞争获得战略优势。

中央文史研究馆馆员

中国工程院院士

王永炎

2024 年 11 月

前言

当今时代快速发展，在迎来中医药现代化、国际化发展新机遇的今天，中医药在维护人类健康方面发挥着不可替代的作用，受到了国际社会越来越多的关注与认可。在“健康中国”战略持续推进和医药卫生体制改革不断深化的背景下，我国医药产业的质量和医疗服务水平有了显著提升，正逐步迈入高质量发展的新阶段，供给侧结构性改革成效初步显现。特别是在疾病预防、慢性病管理及提高生活质量等方面，中成药以其独特优势展现出了广泛的应用前景，其临床价值和科学性受到了前所未有的关注。《中共中央国务院关于促进中医药传承创新发展的意见》中提出关于“筛选50个中医治疗优势病种和100项适宜技术、100个疗效独特的中药品种，及时向社会发布”的重要举措，其中“100个疗效独特中药品种”是基于循证医学理念，采用综合评价方法，开展中药品种动态评价，从多维度视角评估中药品种综合价值，为促进药品回归临床价值，优化合理用药提供有力证据支撑，为建立健全符合中医药特点、促进中医药发展的评价体系和标准体系提供启示和示范作用，助力打造中西医协同攻关的中国特色卫生健康发展模式。

中成药在临床治疗过程中确有疗效，其产品种类繁多、临床应用范围广、涵盖科目多，但目前存在科学基础薄弱、临床价值评估不清、对中成药综合价值评价方法缺乏统一规范的有效方案和科学手段等问题，中成药产品间的竞争机制也尚未完全建立，导致优质产品的市场优势未能充分展现，缺少为药物政策转化服务的有力支撑证据，行业整体竞争力提升缓慢，中成药产业面临严峻挑战。在此背景下，以临床价值和科学价值为导向的科技创新成为推动中成药产业高质量发展的关键力量，也是克服当前困境的必要途径。如何有效提升具有临床优势的中成药产品竞争力，使真正注重产品质量和研发的企业脱颖而出，是激发中成药产业竞争活力、促进企业与产品提质增效、推动产业持续健康发展的关键所在。而开展中成药临床综合评价能够全面评估中成药的临床价值，为《国家基本药物目录》（以下简称“基药目录”）和《国家基本医疗保险、工伤保险和生育保险药品目录》（以下简称“医保目录”）的准入提供科学依据，促进中成药的合理使用，提高药品供应保障制度的效率与效果。此外，评价结果还能作为医保目录动态调整的重要参考，优化资源分配，确保医保基金的合理使用。同时，综合评价体系的建立有助于提升中成药国际竞争力，推动中医药传承创新发展。

项目组从中成药综合评价的基本过程出发，系统总结了中成药发展现状、评价研究进展以及综合评价的方法和工具，最终呈现中成药综合评价结果，为中医药的临床应用和科学研究提供了参考和指导。其中中成药综合评价方法工具是本书的重点内容，涵盖了从数据收集、指标体系到评价模型构建等多个方面，旨在为读者提供一套科学、系统的中成药评价工具，希望能够推动中成药评价的标准化和规范化，提高评价结果的可靠性和有效性。最后一章通过多维度评价对 235 个中成药品种进行了综合模拟评分和排名，旨在为读者提供直观的中成药临床应用效果和安全性等方面的证据。这些评价结果不仅能为临床医生提供用药参考，也能为药品研发和政策制定提供科学依据。

本书是一部集理论研究与实际应用于一体的综合性著作，不仅记录了中成药综合评价最新的科研成果，也为未来的研究方向指明了道路。希望读者能从中获得有价值的信息和启示，让中成药在保障人民健康福祉方面发挥出更大的作用。在撰写本书的过程中，我们深感中成药临床综合评价的重要性和紧迫性。随着现代医学模式的转变和健康需求的多样化，中成药综合评价已成为推动中医药创新发展的关键环节。我们希望通过本书的出版，促进中成药评价方法创新，提高中成药临床应用的科学性和有效性，引起社会各界对中成药综合评价更深层次的认识与思考，共同推动中医药事业向前迈进。

在此，我们要衷心感谢所有参与本书编写的专家学者，他们的专业知识和辛勤工作使得本书的内容丰富而深刻。同时，我们也要感谢所有支持和关注中成药发展的机构和个人，他们的努力和贡献为中成药的现代化和国际化奠定了坚实的基础。

最后，我们期待本书能够成为中医药领域研究者、临床医生、政策制定者以及广大读者的有益参考，也希望能够得到读者的宝贵意见和建议，以便我们不断改进和完善。

敬请各位读者开启本书的阅读之旅，共赴中医药现代化的宏伟征程。

在此，对以下在制定中成药综合评价技术方法工具时给予的指导的各位专家、学者提出特别感谢（按姓氏笔划排序）：

于幼梅（原东城区食品药品监督管理局）、王阶（中国中医科学院广安门医院）、王显（北京中医药大学东直门医院）、王伊龙（首都医科大学附属北京天坛医院）、王坤峰（北京化工大学）、王拥军（首都医科大学附属北京天坛医院）、王晓辉（兰州大学）、王雪峰（辽宁省中医院）、任传云（北京中医药大学东直门医院）、华国栋（北京中医药大学东直门医院）、刘民（北京大学公卫学院）、江滨（北京大学）、花宝金（中国中医科学院广安门医院）、杨悦（清华大学）、杨克虎（兰州大学）、束雅春（南京中医药大学）、肖小河（解放军302医院）、肖承悰（北京中医药大学东直门医院）、吴大嵘（广东省中医院）、吴剑坤（首都医科大学北京中医医院）、吴嘉瑞（北京中医药大学）、张华敏（中国中医科学院中药所）、张洪春（中日友好医院）、张路霞（北京大学）、陈平雁（南方医科大学）、陈达灿（广东省中医院）、金世元（北京中医药大学）、周晓华（北京大学）、赵国光（首都医科大学宣武医院）、郝峻巍（首都医科大学宣武医院）、胡欣（北京医院）、钱忠直（国家药典委员会）、高颖（北京中医药大学东直门医院）、高微微（中国医科院药用植物研究所）、郭朋（中国中医科学院西苑医院）、黄晓军（北京大学人民医院）、曹彬（中日友好医院）、曹俊岭（北京中医药大学东方医院）、常静玲（北京中医药大学东直门医院）、崔一民（北京大学第一医院）、商洪才（北京中医药大学东直门医院）、韩晟（北京大学医药管理国际研究中心）、傅强（北京中医药大学东直门医院）、詹思延（北京大学公卫学院）、蔡军（阜外医院）、翟华强（北京中医药大学）、翟所迪（北京大学第三医院）、魏均民（中华医学会杂志社）。

编委会

2024年11月

特别声明

本研究遵循“标准先行、规范为本”的学术准则，采用“制定规范—实施评价”双循环机制，联合权威专家团队构建标准化评价体系。研究遵循公开透明准则系统开展中成药品种多维度综合评价，与所涉任何企业均不存在利益关联，所有数据均来自公开渠道。本研究力求详尽、公正地收集中成药品种及其生产企业的相关数据，但受限于信息透明度差异及检索策略局限，报告中数据与实际状况可能存在一定的合理偏差，敬请读者审慎参考。

本团队将持续开展中成药品种的动态评价研究，定期对评价结果进行更新与完善，并在 TCMCAP 平台（中医药综合评价证据与成果转化平台）及时公开相关信息。在此，我们诚挚邀请学界同仁、行业机构以及社会各界踊跃参与，共同协作开展研究，或提交补充数据，亦或提出宝贵建议。如有任何疑问或需求，敬请联系编委组邮箱 zhpj_office@163.com。

目 录

第一章

中成药发展现状分析

第一节　中成药现代产业发展现状

中成药是指在中医药理论的指导下，以中医处方为依据，以中药饮片为原料，按照规定的生产工艺和质量标准制成一定剂型，质量可控，可直接供临床辨证使用的药品，常简称为中成药。其剂型有丸、散、膏、丹等传统剂型和胶囊剂、颗粒剂、片剂、气雾剂等现代剂型。它具有明确的功能主治、严格的用法用量、便于贮存和携带等特点。中成药作为传统中医药的重要组成部分，以其悠久的文化背景、特色鲜明的治疗理念以及在临床实践中所取得的卓越疗效，赢得了临床医生和患者的广泛关注和认可。

中成药的发展历史可以追溯到中国古代春秋战国时期，《治六十病和齐汤法》作为我国现存最早的医籍之一，共记录了106首方剂，除了常见的散剂、汤剂、丸剂、膏剂等，还包括失传已久的古老药剂类型，如“汤液”“醪醴”和“火齐”。《五十二病方》《黄帝内经》和《神农本草经》中也对汤剂、丸剂、膏剂、散剂等中成药剂型做出详细描述，为中成药的发展奠定了基础。民国时期是中西医结合的重要发展时期，中医与西医并存，中医药吸收了西方现代工艺，大大丰富了中成药的剂型和种类，为现代中成药产业的崛起打下了坚实基础。中华人民共和国成立后，我国医药经历了蓬勃发展的黄金时期，中成药产业也得到飞速发展，从1953年第一部《中国药典》中仅收录了37种中成药，到目前最新的《中国药典》（2020年版）中收录中成药数量达1607种，涵盖26种不同的剂型。

一、中成药制造行业发展情况

中成药制造行业是我国传统医药的重要组成部分与重要支柱，同时也是中医药现代化的关键环节。根据国家药品监督管理局发布的《药品监督管理统计年度数据（2022年）》，截至2022年底，全国共有2319家中成药生产企业，占全国药品生产企业总数的29.1%。自21世纪初至2017年，中成药工业总产量迅猛增长，但2017年以来，中成药工业总产量已经出现下降趋势，并呈现平稳态势，详情见图1.1。

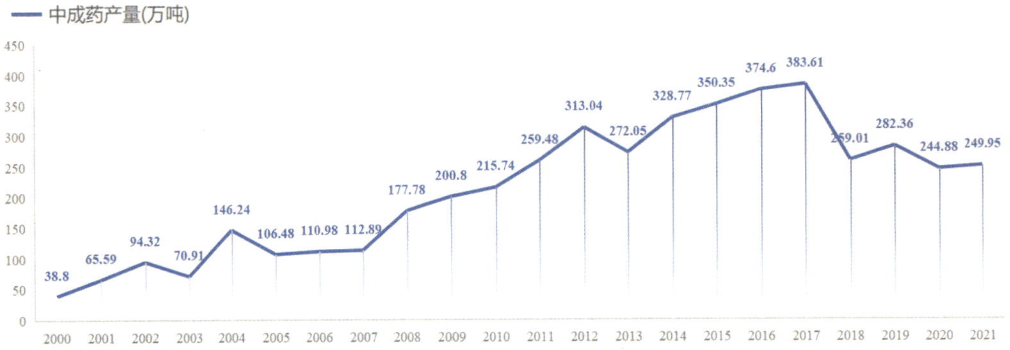

图 1.1　21 世纪中成药工业总产量

注：数据来源于中华人民共和国工业和信息化部、国家统计局，下同。

二、中成药产业规模发展情况（主营收入）

中成药产业在中国医药行业以及国民经济中占据重要地位。根据国家药品监督管理局药品审批中心公布的数据，中成药制药的营业收入和利润额在 2016 年达到最高的 6697 亿元和 766 亿元，之后便出现下降趋势并趋向稳定，详情见图 1.2。根据我国中成药近 20 年的出口发展情况，尽管中成药出口金额总体呈上升趋势，2021 年达到峰值，约 37707 万美元，但出口数量趋于稳定，详情见图 1.3。中成药出口在整个医药品出口中的比例较低，且主要输入亚洲地区，说明中成药产品尚未进入国际主流市场。

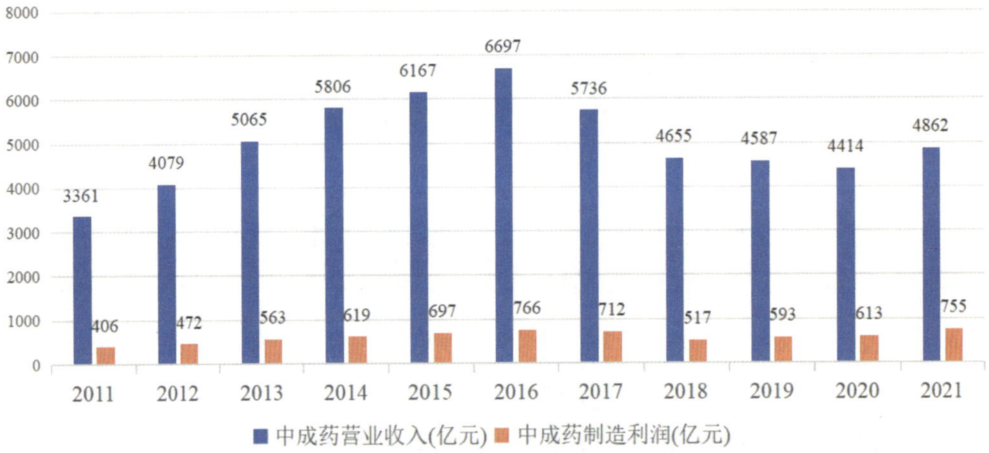

图 1.2　2011—2021 年中成药制造营业收入和利润概况

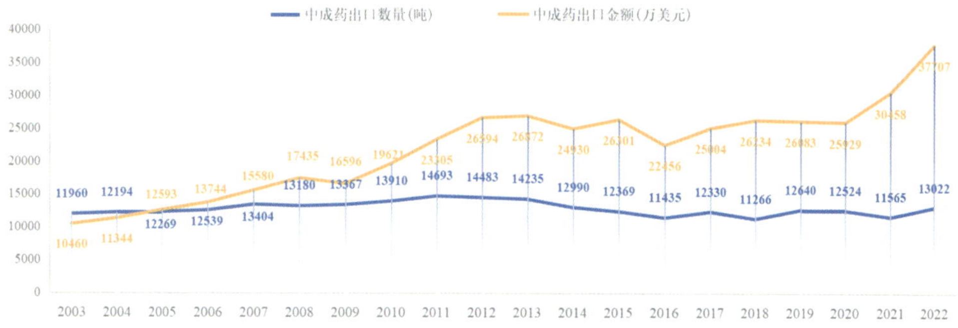

图 1.3　2003—2022 年中成药产品出口概况

三、中成药新药审批上市情况

研发中成药新药是推动中成药产业发展的重要动力。根据国家药品监督管理局药品审批中心公布的数据，近 10 年中成药新药注册和上市情况经历了繁荣阶段、低谷期，然后再次回暖，2014 年中成药新药注册申报达到 38 种，11 种中成药新药获批上市。但到 2016 年，中成药新药注册申报数量降至为零，仅 2 种中成药新药获批上市，出现了明显的下降，详情见图 1.4。2016—2019 年期间，多项医保调整政策出台，与此同时中成药领域相关研究的证据数量和质量相较于化学药物明显不足，这导致投资者对中成药市场的前景持悲观态度。在这段时期，中成药新药的注册和上市情况出现明显下滑，中成药产业进入了一个紧缩阶段。2019 年底发布的《中共中央国务院关于

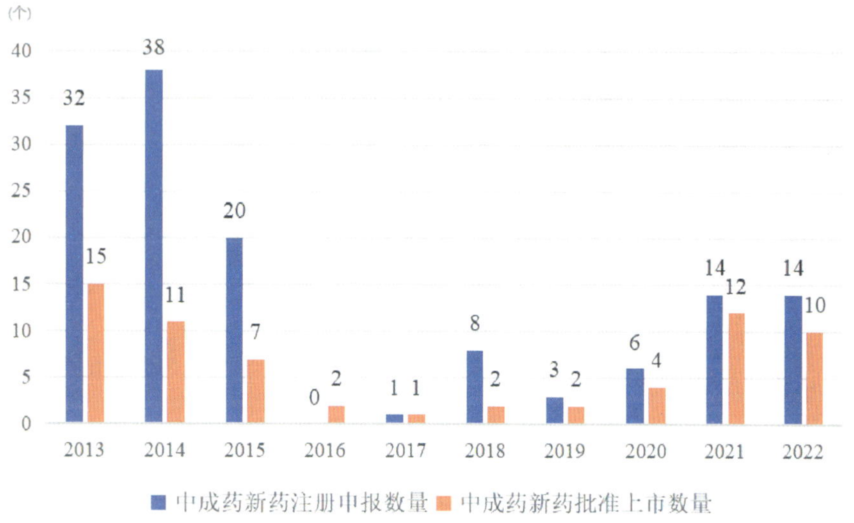

图 1.4　近十年中成药新药注册和上市概况

促进中医药传承创新发展的意见》和 2020 版《药品注册管理办法》中，强调加速中药新药审批，构建中医药理论、人用经验和临床试验的“三结合”审评证据体系。“三结合”审评体系更符合中医药自身特点，促使中成药新药上市不断加速，中成药新药研发进入了崭新的时期。

四、中成药市场准入情况

国家基本药物目录和医保药品目录中的药品，在一定程度上反映出它们在疗效、安全性和经济性等领域优于其他同类产品。国家基药和医保目录的制定与推动，有助于降低患者的医疗负担，提高药品的可获得性，促进药物的合理使用，同时也为中成药新药的研发提供了动力。2009 年卫生部发布了第一版《国家基本药物目录》，这标志着我国基本药物制度的开启。目前已更新 3 个版本，其中中成药的数量从最初的 102 种增加到 203 种，再到 268 种，其占比分别为 33.2%、39%、39.1%，数量呈上升趋势。自 2000 年首次发布国家医保目录以来，已经陆续公布了 8 个版本，其中中成药的数量在经历上升后趋于稳定，并且总体与化学药的数量保持了 1∶1 的比例，详情见图 1.5。

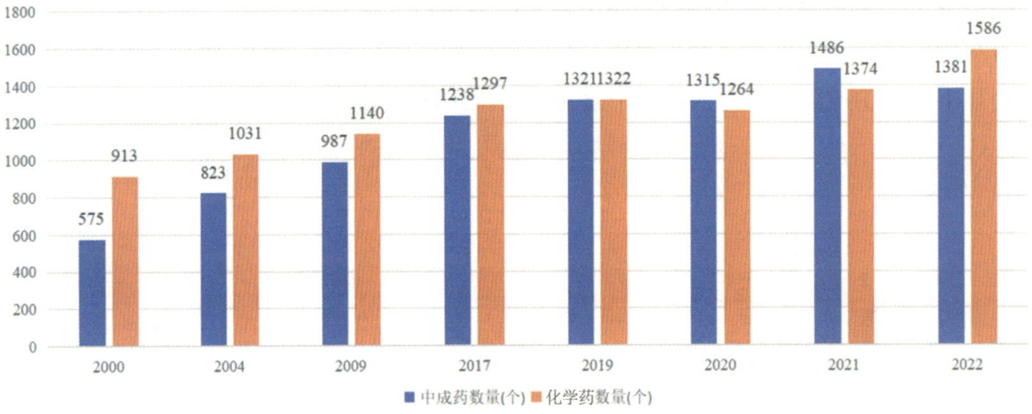

图 1.5　各版本医保目录中成药和化学药的数量概况

注：数据来源于医保局。

五、总结

通过对中成药现代产业的深度剖析揭示出，该行业的总体生产规模并未呈现显著的正向增长态势。从宏观产业规模观察，中成药制造业的产业规模、整体营业收入和利润水平在经历了一段下滑阶段后，已逐渐稳定下来，并未出现显著增长迹象。同时，中成药在全球主流市场的渗透率尚处于较低水平。

在新药研发及中成药新品注册方面，呈现出周期性波动的特征，经历了由繁荣至低谷再逐步回暖的过程。这种变化趋势明显受到政策环境的重大影响，尤其是在药品审批制度的调整与改革背景下，中成药新药的研发与市场化进程尤为显著。

针对市场准入条件及实际表现来看，无论中成药的产量、出口量，还是行业整体的营业收入和利润收益，均未表现出明显的上升趋势，这充分凸显了当前中成药产业面临的多重挑战以及产业结构转型升级的迫切需求。

第二节　中成药现代研究现状

一、中成药论文发文趋势

论文发表对于学术传播和学科发展等方面都具有积极影响，截至 2023 年 10 月 8 日，中国知网（CNKI）数据库收录中成药相关研究的中文核心论文有 3436 篇。在初始阶段，中成药领域的中文核心论文发表趋势良好，然而在 1996 年出现了急剧下滑的情况，1996—1999 年间论文数量达到低谷，仅有 34 篇。随后，发表数量逐渐缓慢回升，虽然在中途存在下降，但总体呈现上升趋势，详情见图 1.6。

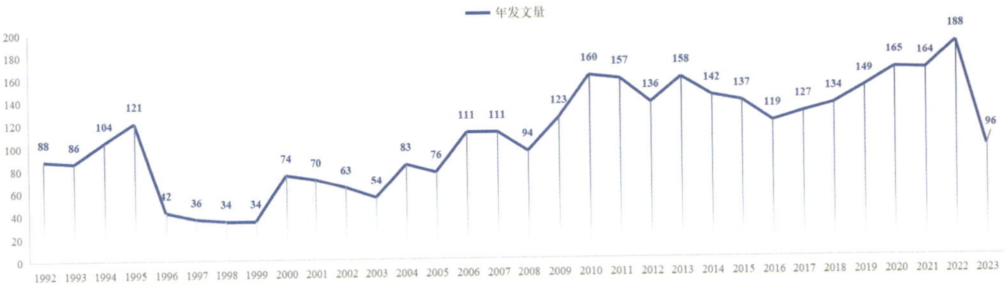

图 1.6　中成药相关研究中文核心论文发文情况

二、中成药研究热点分析

关键词是学术论文主题和信息的高度概括，因此对关键词进行分析，可以了解该领域的研究热点。利用 CiteSpace 6.2.R4 对中成药核心论文进行共现分析，绘制关键词共现网络图谱见图 1.7，高频关键词见表 1.1。关键词共现网络图谱共有 1008 个节点，其中节点间的连线有 1995 条，网络密度为 0.0039，表明中成药领域的研究关键词相对分散，研究领域覆盖多个子领域或主题。除主题词“中成药”外，高频关键词主要涉及中成药的药理、临床合理用药、安全性、质量控制等多个方面；研究类型以基础研究和临床研究为主，亦涉及数据挖掘、循证分析和理论研究等；研究的疾病主要涉及心血管疾病和儿童疾病等；研究的方药主要有六神丸、丹参、人参和芍药苷等。

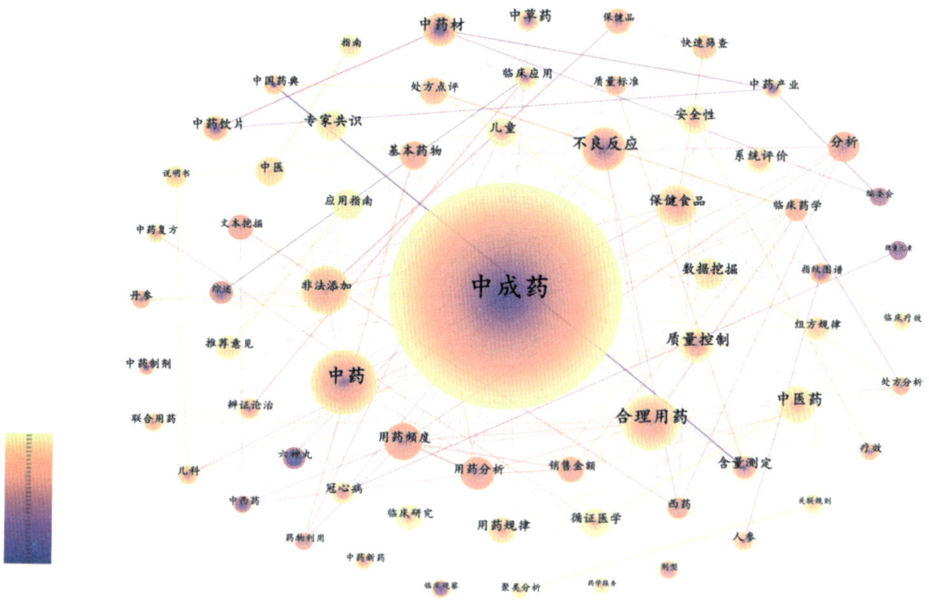

图 1.7　中成药中文核心论文的关键词共现网络

表 1.1　中成药中文核心论文高频关键词（频次≥ 20）

序号	关键词	出现频次	序号	关键词	出现频次
1	中成药	1618	18	基本药物	28
2	中药	161	19	含量测定	27
3	合理用药	113	20	临床应用	27
4	非法添加	79	21	冠心病	26
5	不良反应	76	22	循证医学	25
6	保健食品	60	23	中医	25
7	中医药	52	24	儿童	25
8	用药频度	49	25	处方点评	24
9	中药材	44	26	保健品	23
10	质量控制	41	27	销售金额	23
11	用药分析	36	28	用药规律	23
12	分析	34	29	中药饮片	22
13	专家共识	33	30	快速筛查	22
14	数据挖掘	32	31	临床研究	22
15	安全性	30	32	系统评价	21
16	应用指南	30	33	文本挖掘	20
17	中草药	28			

利用CiteSpace 6.2.R4的对数似然比（log-likelihood ratio，LLR）算法对中成药核心论文进行聚类分析，关键词聚类图谱见图1.8，时间轴图谱见图1.9。关键词聚类反映了该研究领域的主要研究方向，聚类编号越小表示聚类规模越大。通常情况下，当S值大于或等于0.7时，聚类结果具有较高的可信度，Q值大于0.3则表示聚类结构显著。本研究关键词聚类分析S值为0.9201、Q值为0.5716，表明结果高度可信。从聚类图可见，中成药研究主要集中在以下几个方面：聚类“#1 合理用药”“#2 非法

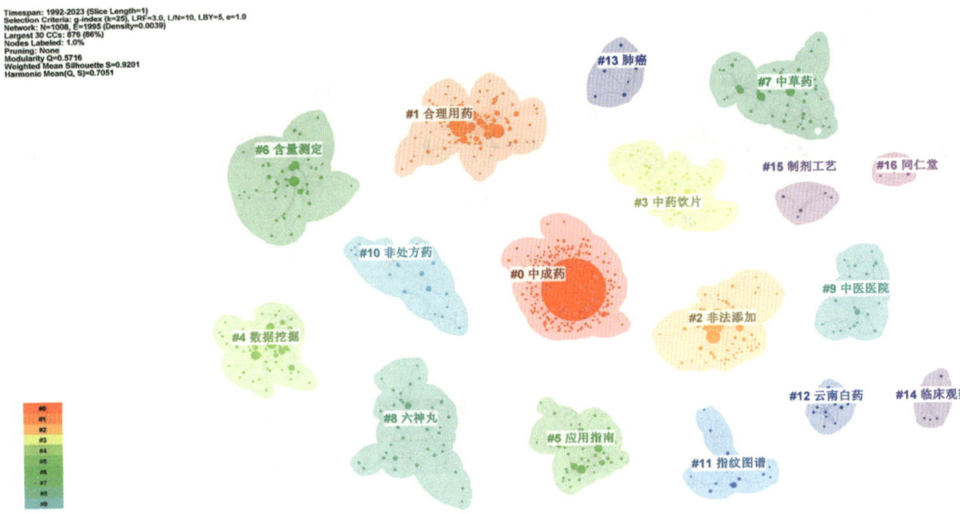

图1.8 中成药中文核心论文的关键词聚类网络

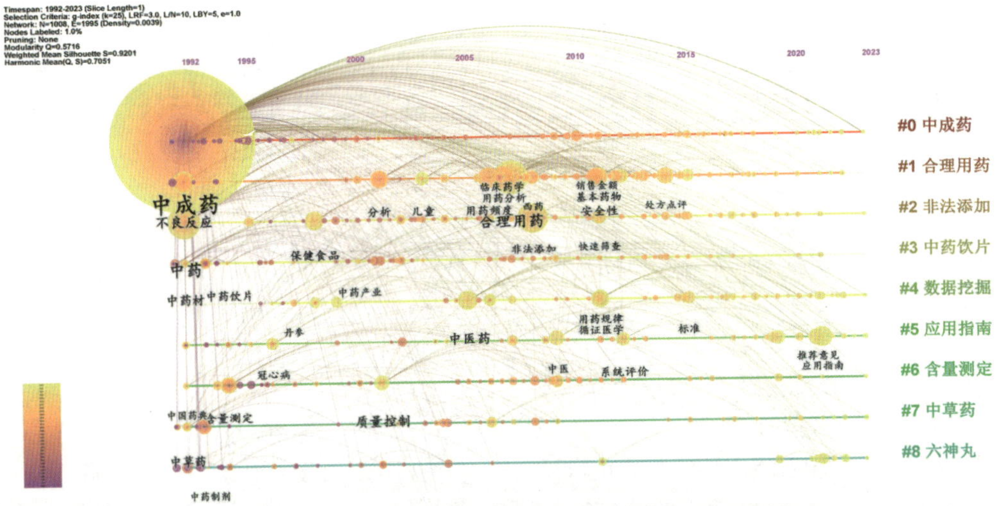

图1.9 中成药中文核心论文的关键词聚类时间轴线图

添加”“#5 应用指南”“#10 非处方药”“#14 临床观察”，侧重于中成药在临床应用方面的研究；聚类“#3 中药饮片”“#6 含量测定”“#7 中草药”“#11 指纹图谱”“#15 制剂工艺”，侧重于中成药的研制和制剂工艺方面的研究；聚类“#4 数据挖掘”则强调中成药领域的数据挖掘研究。根据时间轴线图显示，“#1 合理用药”具有较好的延续性和较长的时间跨度，表明中成药合理用药方面的研究有一定时间积累；“#5 应用指南”在研究时间上相对较短，是一个相对较新的热门研究内容。

中成药中文核心论文关键词突现图谱见图 1.10。关键词突现图反映了该领域的研究前沿和发展趋势，图中“Strength”表示关键词突现强度，数值越大，突现强度越高，“Begin”表示突现关键词出现的时间，“End”为突现结束时间。关键词突现性最高的是“用药频度”，表明研究人员高度关注中成药在疗效、安全性以及合理用药方面的研究，特别强调了药物的使用频率对这些方面的影响。根据关键词突现图，可以观察到在 2015 年之前，中成药领域的研究主要侧重于药理机制的探索，其中研究热点包括微量元素、指纹谱图、药物利用和薄层色谱等方面。而在 2015 年以后，中成药领域的研究热点逐渐转向药物的临床使用，包括安全性、质量评价、专家共识、数据挖掘、循证医学、临床研究、标准、指南、推荐意见、综合评价和有效性等。这表明中成药领域的研究重心已经逐渐从药物本身的性质转向了药物在实际临床应用中的表现和效果，以及用药后的评价。

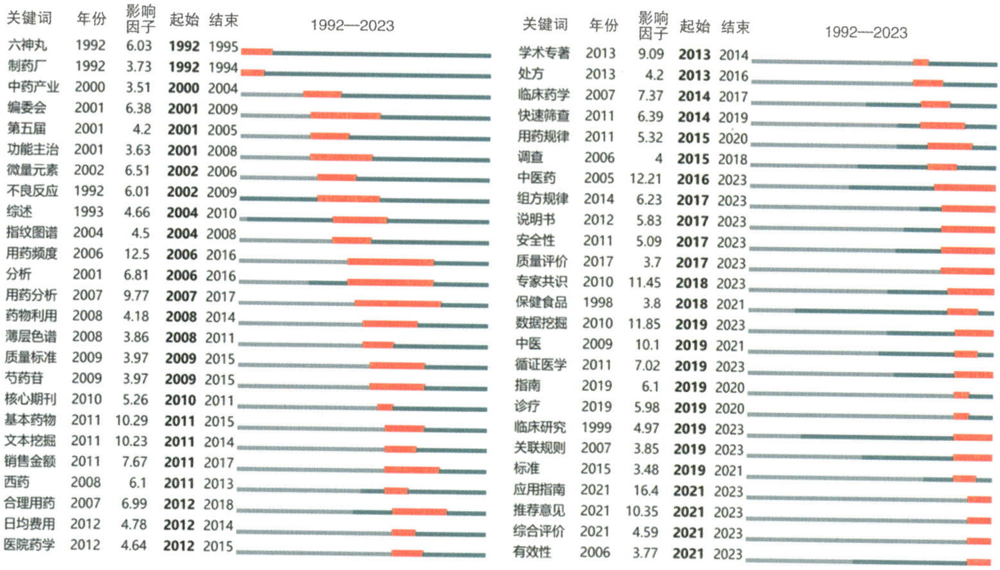

图 1.10　中成药中文核心论文的关键词突现图

三、总结

通过对中成药领域中文核心期刊论文发表趋势与主题内容的系统梳理及深度剖析，结果显示当前中成药研究的核心焦点主要集中在循证医学方法的拓展应用上，特别是在临床试验的设计与实施、临床实践指南的编制与更新、药物综合评价体系的构建与优化，以及对药品安全性和疗效进行严谨科学评估等关键议题方面呈现出显著的研究密集度。

中医药在疾病预防、康复治疗以及日常健康管理方面展现出了独特的效能，特别是在大健康时代背景下和此次全球公共卫生事件的防控实践中，其价值得到了社会更加广泛的认同，需求日益增长。中成药产业作为中医药产业链条中工业化程度最高、科技集成度突出且市场流通服务覆盖面广泛的支柱性分支，对于推动整个中医药行业的现代化进程具有无可替代的关键影响力。

综合当前中成药产业发展现状及现代科研动态分析，推进中成药产业的进步与发展实为建设国民健康体系不可或缺的战略路径。目前，我国中医药产业正处于一个内外环境皆有利的大好时期，既有政策支持的“天时”，也有深厚文化底蕴和市场需求的“地利”，更有社会各界日益增强的认知与接纳形成的“人和”。面对这样的历史机遇，我们必须抓紧时机，着眼未来，积极推动中成药产业及相关领域的发展与创新。

参考文献：

[1] JIA Y, SUN J, ZHAO Y, et al. Chinese patent medicine for osteoporosis: A systematic review and Meta-analysis [J]. Bioengineered. 2022, 13(3): 5581-5597.

[2] 罗国安，王义明，饶毅 . 中药中成药现代化进程 [J]. 中成药，2000 (1)：73-81.

[3] 杨玉莹，窦晓鑫，王方园，等 . 抗新型冠状病毒肺炎“三药三方”之中医理论探讨 [J]. 天津中医药，2021，38 (6)：700-705.

[4] 罗琼，顾漫，柳长华 . 天回医简《治六十病和齐汤法》释名考证 [J]. 中国中药杂志，2018，43 (19)：3979-3983.

[5] 何红玲 . 规范中成药临床使用的管理模式探索 [J]. 中医药管理杂志，2023，31 (2)：112-114.

[6] 林基伟，汪栋材，吴海滨，等 . 中医膏方历史源流及现代发展状况 [J]. 中成药，2018，40 (11)：2554-2556.

[7] 尹兴斌，曲昌海，董晓旭，等 .《中国药典》2020 年版一部收录中成药制法规律分析 [J]. 中国中药杂志，2022，47 (16)：4529-4535.

［8］张霄潇．新时期中成药产业发展趋势探讨［J］．中国现代中药，2020，22（9）：1415-1418，1457.

［9］李耿，高峰，毕胜，等．中药饮片产业面临的困境及发展策略分析［J］．中国现代中药，2021，23（7）：1139-1154.

［10］王硕，孟凡英，周瑛桃．“一带一路”背景下中药产品海外注册发展研究［J］．世界中医药，2021，16（9）：1497-1500.

［11］李安，刘斌，宗星煜，等．古代经典名方中药新药研发策略及清肺排毒颗粒上市实践分析［J］．中医杂志，2021，62（21）：1890-1894.

［12］张海力，梁宁，陈雅馨，等．多维度多准则中成药综合评价技术指导原则解读［J］．中国循证医学杂志，2022，22（7）：762-767.

［13］薛慧颖，李娟．解读2018年版《国家基本药物目录》［J］．医药导报，2019，38（1）：1-8.

［14］刘曦，邓蒙，刘伟，等.2009—2020年国家基本药物制度政策文本研究［J］．中国卫生政策研究，2021，14（5）：35-41.

［15］刘金花，崔金梅．基于VOSviewer的领域性热门研究主题挖掘［J］．情报探索，2016（2）：13-16.

［16］周婉珠，晏峻峰．近10年时间医学文献可视化分析［J］．中国中医药信息杂志，2021，28（1）：13-18.

［17］郝嘉树．基于关键词聚类的领域本体层次关系半自动构建研究［J］．情报科学，2016，34（4）：59-61，79.

［18］孟庆跃，王健，魏建，等．深化医药卫生体制改革研究［M］．北京：经济科学出版社，2015：20.

［19］于亚南，刘骏，李兵，等．中成药全生命周期价值评估核心指标专家共识［J］．中国中药杂志，2023，48（19）：5389-5396.

［20］宋彩梅．关于“三结合”审评证据体系下中药新药临床研究路径及制定临床研究计划的思考［J］．中国临床药理学杂志，2023，39（17）：2581-2584.

［21］李文爽，戴泽琦，孙庆冉，等．我国中成药临床综合评价发展及方法研究现状［J］．中国实验方剂学杂志，2023，29（24）：155-162.

第二章

药品综合评价研究现状

第一节　国内外药品评价方法现状及进展

评价是一种在人类社会中广泛存在的、经常性的、具有重要意义的社会认知行为。它基于一定的标准、价值观念和目的，对客观事物、现象或行为进行系统的、有目的的、理性的判断和评估。在评价过程中，由于评价对象受多种因素影响，仅从单一方面对其进行评价往往显得不够全面和合理。因此，综合考虑反映评价对象多方面信息是评价的一个重要原则，以便更准确地反映评价对象的整体情况。这一方法被称为综合评价方法，简称综合评价。

一、国外药品评价方法现状

在 20 世纪，全球发生了多起严重的药物中毒事件，其中包括 30 年代美国的磺胺酏剂事件、50 年代法国的有机锡中毒事件，以及 60 年代德国的反应停（沙利度胺）事件。这些事件引发了各国政府对药品有效性和安全性的高度关切，迫使各国颁布相关的药品管制方案。在这一背景下，确保药品的有效性和安全性成为药品研发过程中两个最为重要的维度。为了解决这些问题，各国实施了严格的药品管制措施，包括确保药品必须通过充分的临床试验证明其疗效和安全性才能上市，同时要求上市后的药品还要进行监测和报告不良反应。

第二次世界大战结束后，全球面临着人口增长、年龄老化、新技术和新药物的广泛应用，以及人类对健康需求层次提升等多方面的挑战。这一现状不论是对发达国家还是发展中国家来说，都迫使各国必须在卫生资源有限的情况下应对不断增长的卫生需求。为了迎接这些挑战，各国开始关注和推广基于价值的评估工具，其中卫生技术评估（Health Technology Assessment，HTA）在这一背景下得到了迅速发展。1972 年，美国国会颁布了技术评估法案，并依法成立了第一个 HTA 组织——技术评估办公室（Office of Technology Assessment，OTA）。在此基础上，1975 年 2 月，美国参议院劳工和公共福利委员会（代表其附属健康委员会）授权新成立的技术评估办公室开展了一项研究，旨在了解使用昂贵的新医疗技术和程序所需的正当理由。1976 年，该办公室提交了第一份正式的卫生技术评估报告，正式标志着卫生技术评估的诞生。这一评估工具为国家在面对医疗挑战时提供了科学、全面的决策支持，使卫生资源能够更有效地应对社会的健康需求。为了最大化医疗保健资源的利用，美国国会于 1979 年赋予 OTA 权力，对公共医疗费用进行成本效益分析。这一举措奠定了药物经济评价方法和体系的基础，逐步形成了药物经济学这一学科。这一时期不仅标志着药品评价从简单的安全性和疗效评估拓展到卫生经济学评价、生命质量评价等多维度的考量，同时也推动了药品综合评价体系的探索。

2014 年，世界卫生组织（WHO）在第六十七届世界卫生大会上呼吁全球所有成员国建立卫生干预和技术评估体系，鼓励系统性地使用独立的卫生干预和技术评估，以协助政策的制定。截至 2018 年底，卫生技术评估已成为国际上广泛采用的政策分析工具，得到了欧美和亚洲 50 多个国家政府的正式认可和采用。这些国家在使用过程中积累了丰富的经验，为我国药品综合评价提供了重要的借鉴。

二、国内药品评价方法现状

我国药品临床综合评价发展演变

随着全球对药品合理使用的日益重视，药品临床综合评价体系逐渐建立并得到发展。与其他国家相比，我国在实施药品综合评价及其应用方面起步较晚，其发展历程可分为三个阶段：探索阶段（1990—2015 年）、起步阶段（2016—2018 年）和发展阶段（2019 年至今）。目前，我国正积极推进药品临床综合评价体系的构建和完善，以加强药品的质量与安全监管。

1. 探索阶段

我国自 20 世纪 90 年代引入 HTA 概念，但直到 21 世纪初才聚焦于药品综合评价。国内对药品临床综合评价工作的开展，最早可追溯到 2008 年成立中国药品综合评价指南项目组。项目组由 30 多位国内资深临床药师共同组建，并得到了中国药学会医院药学专业委员会及人力资源和社会保障部社会保障研究所专家的指导和支持，于 2011 年发布了《中国药品综合评价指南参考大纲（第一版）》。该指南从安全性、有效性、体内药学特性、药品质量、药品顺应性、临床药物经济性、药物临床价值、药品信息服务八个方面对药品进行全面的评价，并于 2015 年更新了《中国药品综合评价指南参考大纲（第二版）》。该指南发布之后，一些学者依据该指南所提供的评价条目，将其实际应用于药品评价实践中，如对托达霉素的安全性、疗效及药动学属性等方面进行综合评价。以上研究为我国药品临床综合评价工作拉开了序幕。

2. 起步阶段

2016 年，国家卫生计生委（今卫健委）、国家发展改革委、工业和信息化部、人力资源社会保障部等多部委联合发布《关于做好国家谈判药品集中采购的通知》，在此提出以建立健全谈判药品临床用药综合评价标准和体系，促进合理用药。此外，在2016年至2018年期间，国家相关部门连续发布《“健康中国2030”规划纲要》《“十三五”卫生与健康规划》《“十三五”深化医药卫生体制改革规划》《关于完善国家基本药物制度的意见》和《关于印发加快落实仿制药供应保障及使用政策工作方案的通知》等重要政策，其中提出“建立以基本药物为重点的临床综合评价体系”，重点围绕治疗效果、不良反应、用药方案、药物经济学等方面，指导临床安全合理用药，将药品临床综合评价正式上升为国家健康战略规划。这一时期，各地逐步开展了一系列中医药HTA的试点项目，主要集中在针灸、耳穴压豆等治疗效果在慢性病、心血管病、康复等领域的安全性、有效性与经济性。众多药品临床综合评价政策的发布与HTA的开展标志着药品临床综合工作在我国正式起步。

3. 发展阶段

2019年，国家卫生健康委发布了《关于开展药品使用监测和临床综合评价工作的通知》和《健康中国行动（2019—2030年）》等多项重要文件，提出科学开展药品临床综合评价，建立评价结果应用关联机制，强调药品临床综合评价结果与实际的临床用药决策和医疗实践相结合，实现评价结果的有效应用和转化。2020年，国家卫生健康委授权国家药物和卫生技术综合评估中心、药具管理中心，联合国家多个相关医疗机构，汇集了药学、临床医学、循证医学、卫生统计学和卫生政策等多领域专家，共同制定发布《药品临床综合评价管理指南（试行）》，这是我国首部从国家政府机构部门发布的药品临床综合评价指南。该指南提出从安全性、有效性、经济性、创新性、适宜性、可及性六个维度对药品进行综合评价，并于次年更新了《药品临床综合评价管理指南》（2021年版试行）。该指南迅速确立了其在药品临床综合评价领域的指导地位，促进了基于该指南的药品临床综合评价的学术研究，并成为部分地区药品集中采购的参考依据。2021年国家卫生健康委药具管理中心联合多部门共同发布了《儿童药品临床综合评价技术指南（2021年版试行）》《抗肿瘤药品临床综合评价技术指南（2021年版试行）》以及《心血管药品临床综合评价技术指南（2021年版试行）》。这三部指南共同依据安全性、有效性、经济性、创新性、适宜性和可及性六大维度对药品进行评价，并针对不同的用药人群及疾病特性制定了各具特色的评价指标。尽管在具体细则上可能存在差异，但总体上保持一致性。并且，三部指南均在2022年进行了更新。此外，HTA在中医药领域持续推进，相关政策的制定、试点项目的实施、学术交流的加强等，为中医药的科学评估与应用提供了重要支持。

药品综合评价论文年度发表情况详见图2.1。截至2023年12月12日，CNKI数据库中已发表 1100 篇关于药品综合评价的中文论文。药品综合评价领域的中文论文最早发表于 2000 年，早期数量增长趋势良好，此后逐年上升。然而在 2017 年出现了急剧下滑的情况，随后发表数量又快速回升。

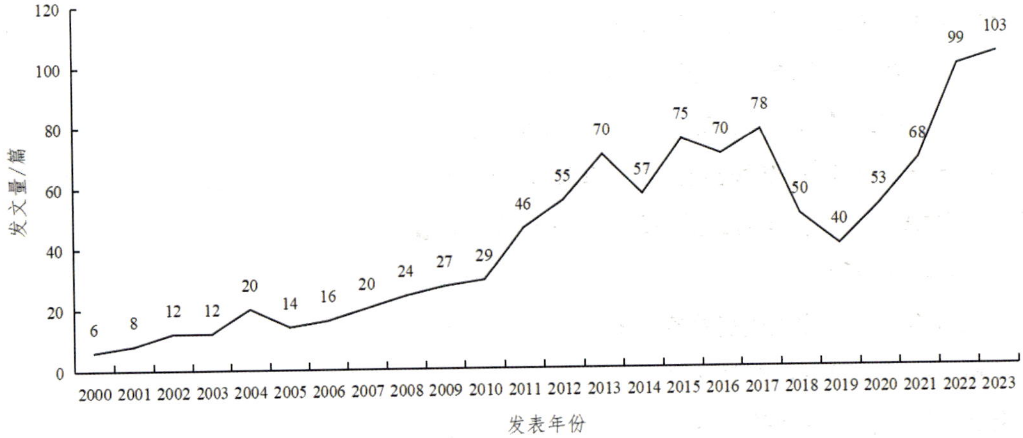

图 2.1　药品综合评价中文论文发文时间分布

药品综合评价论文主题词除“综合评价”外，高频关键词主要涉及药物临床使用、具体评价的药物和疾病，以及研究方法等多个方面，关键词共现网络见图 2.2。药物临

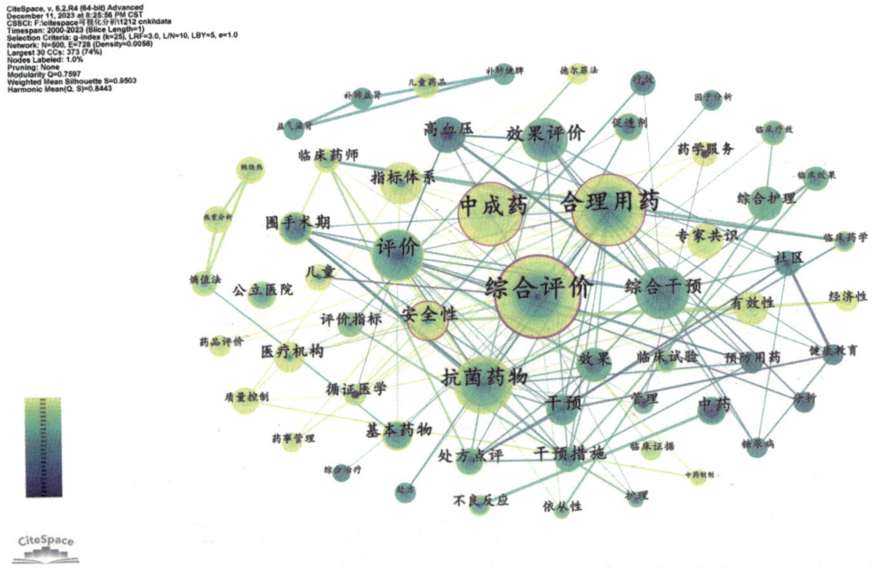

图 2.2　药品综合评价中文论文的关键词共现网络

床使用主要以合理用药、综合干预为主；评价的药物主要涉及中成药、抗菌药物、中药和儿童药品等，重点关注药物的有效性、安全性和经济性；评价疾病主要涉及细菌感染、高血压、糖尿病和乳腺癌等；研究方法涉及专家共识、热重分析、熵值法、循证医学、因子分析和德尔菲法等，高频关键词见表 2.1。

表 2.1　药品综合评价中文论文高频关键词（频次≥ 10）

序号	关键词	出现频次
1	综合评价	73
2	合理用药	58
3	中成药	41
4	抗菌药物	36
5	评价	32
6	综合干预	31
7	效果评价	26
8	指标体系	20
9	安全性	16
10	高血压	14
11	专家共识	12
12	干预	12
13	综合护理	11
14	围手术期	11
15	有效性	11
16	效果	11
17	医疗机构	10
18	基本药物	10

药品综合评价论文的关键词聚类图谱见图 2.3，时间轴图谱见图 2.4。从聚类图可见，药品综合评价研究主要集中在以下几个方面：聚类“#0 抗菌药物”“#2 中成药”“#12 吡罗昔康”侧重于具体药物的综合评价，聚类“#3 不良反应”“#4 安全性”“#6 依从性”“#8 临床试验”“#10 临床疗效评价”侧重于药品综合评价的研究内容和研究类型。根据时间轴线图的显示，“#4 安全性”具有较好的延续性和较长的时间跨度，表明药品综合评价中安全性方面的研究有一定时间积累，药品安全性在药品综合评价领域中具有重要的地位。

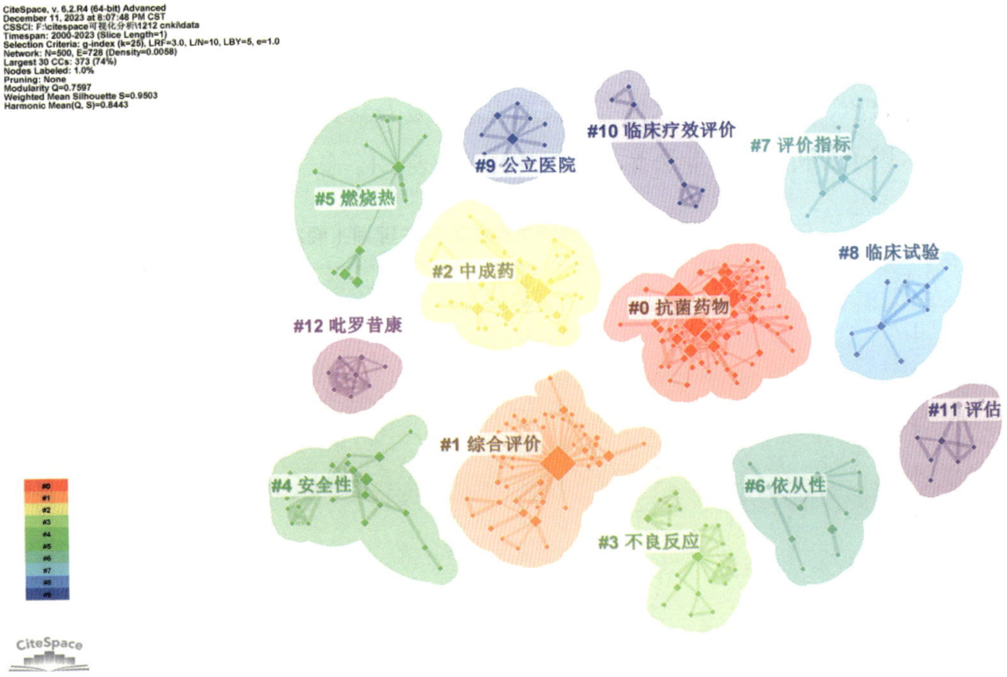

图 2.3　药品综合评价中文论文的关键词聚类网络

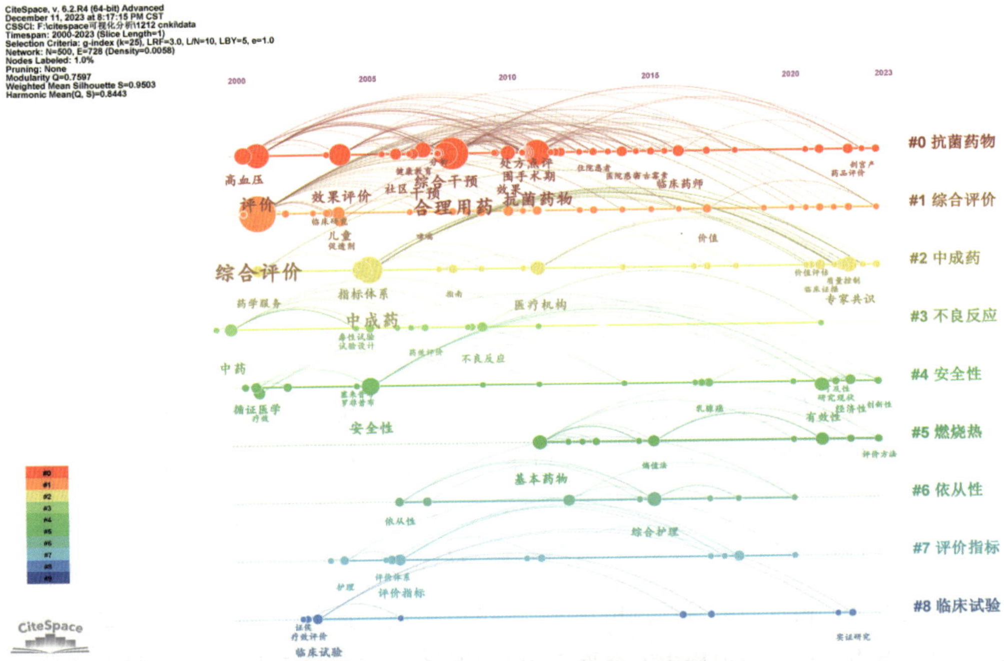

图 2.4　药品综合评价中文论文的关键词聚类时间轴线图

药品综合评价论文的关键词突现图谱见图 2.5。“中成药”是关键词突现性最高的关键词，这表明研究人员高度关注综合评价在中成药领域的应用，这与中成药需要进行全面综合评价的现实需求相吻合。根据关键词突现图，可以观察到如今药品综合评价领域的研究热点是中成药的安全性、有效性，并以指标体系的方式用于药品综合评价。

关键词	年份	影响因子	起始	结束
中药	2000	2.16	**2005**	2007
风险评价	2005	1.95	**2005**	2006
效果评价	2004	6.13	**2011**	2013
预防用药	2011	2.84	**2011**	2012
基本药物	2011	2.61	**2011**	2015
高血压	2001	3.73	**2012**	2013
干预	2007	2.58	**2012**	2013
糖尿病	2012	2.25	**2012**	2013
抗菌药物	2011	4.01	**2013**	2019
补肺益肾	2014	2.99	**2014**	2015
益气滋肾	2014	2.99	**2014**	2015
补肺健脾	2014	2.99	**2014**	2015
评价	2001	2.16	**2014**	2018
综合护理	2015	5.79	**2015**	2018
效果	2010	2.21	**2016**	2018
评价指标	2006	2.9	**2018**	2020
安全性	2005	3.33	**2020**	2023
中成药	2005	14.8	**2021**	2023
有效性	2021	4.59	**2021**	2023
指标体系	2005	4.17	**2021**	2023
热重分析	2021	3.33	**2021**	2023
燃烧热	2021	3.33	**2021**	2023
儿童药品	2021	2.49	**2021**	2023
熵值法	2015	2.29	**2021**	2023
临床证据	2021	2.1	**2021**	2023

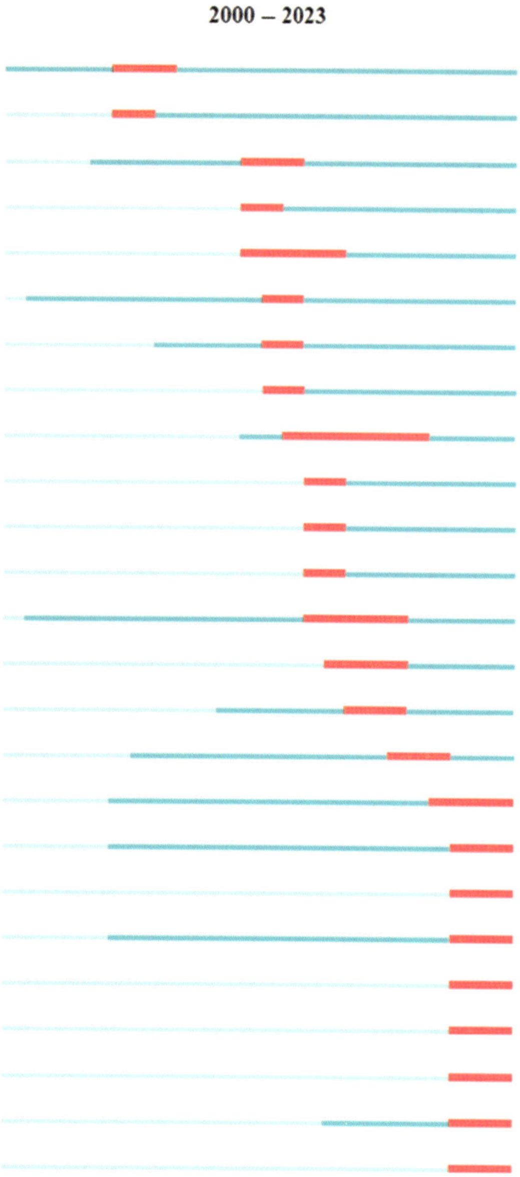

图 2.5　药品综合评价中文论文的关键词突现图

三、总结

国外在药品综合评价领域的实践历史悠久，积累了深厚的实证基础和宝贵经验，为我国构建和完善药品综合评价体系提供了重要的参照与启示。我国的药品综合评价经历了初步探索、正式启动及快速发展三个阶段。在当前阶段，我国正着力强化并优化药品临床综合评价机制，旨在进一步巩固药品的质量监控体系，并提升用药安全水平。

近年来，我国关于药品综合评价的研究文献发表数量呈现逐年递增的趋势，显示出国内学术界对该领域的关注程度不断提高。特别是在中成药这一特定领域内，其安全性及有效性的全面评估已成为当今药品综合评价研究的核心议题，吸引了大量学者的关注与科研投入。

第二节　药品综合评价技术及工具研究和应用现状

综合评价是评价主体应用多种评价方法和工具开展的多维度、多层次证据的评价活动。综合评价方法也称作多指标综合评估技术，被广泛应用于社会学、医学等各个管理学科。随着社会发展的需要和统计学、数学、决策理论等相关学科理论的产生和发展，现代科学综合评价方法也取得了较快速的发展，诸多学者开展了对评价理论、方法和应用的研究。而在对某事物进行评价或决策时，选用哪种恰当合理的综合评价数据模型对评价结果十分重要。

一、综合评价方法发展历程

药品综合评价通过采用适宜的评价工具对符合药品特征的指标体系进行综合量化而得到评估依据，评价工具的优化为该过程提供便利。最开始的综合评价工具即是使用精确的数理统计方法评价和解释复杂现象的科学方法。追溯至 1672 年，英国学者 W.Pety 发表《政治算术》，率先使用数学统计方法对政治和经济现象进行评价和解释，是现代综合评价方法的奠基人。1888 年艾奇沃斯（Edgeworth）发表论文“考试中的统计学”中的加权算法以及《统计方法》《数学心理学》等论著。1913 年斯皮尔曼（Spearman）发表论文“和与差的相关性”中的不同加权和多元回归方法，是现代综合评价方法研究的先行者。随后的几十年中，现代科学评价方法蓬勃发展，出现了多种综合评价方法，并且得到了广泛应用，例如消去与选择转换法（ELECTRE）、多维偏好分析的线性规划法（LINMAP）、数据包络分析法（DEA）、逼近于理想解的排序方法（TOPSIS）、层次分析法（AHP）、模糊数学评价方法（FCE）、数理统计方法（主成分分析、因子分析、聚类分析等）、灰色综合评价方法、多目标决策方法（MODM）等。随着综合评价方法应用领域的增加，更多学者注意到人的观点、经验和思考在评价中的作用，“人文化”的指标体系加到综合评价方法学中，加入头脑风暴、专家会议、德尔菲法、名义群体法等专家共识方法，形成了专家评价法、经济分析法、运筹学方法、智能化的评价方法等综合专家经验和数学统计的综合评价方法。

二、综合评价方法分类

杜栋教授根据各评价方法所依据的理论基础，将综合评价方法分为专家评价方法、运筹学与其他数学方法、新型评价方法、混合方法4类，并认为除专家打分综合法外，其他均可称为模型综合法；张霞依据可否直接确定权重的条件将常用的综合评价方法划分为直接确定权重与间接确定权重的评价方法两类；陈衍泰教授将综合评价方法分为定性评价方法、技术经济分析方法、多属性决策方法（MODM）、运筹学方法、统计分析方法、系统工程方法、模糊数学方法、对话式评价方法、智能化评价方法9类。

三、药品综合评价工具研究及其应用

药品综合评价是指通过全面、系统地收集药物临床研究和使用的证据，对药物在预防和治疗疾病过程中的安全性、有效性、经济性和顺应性等信息进行综合分析的过程。这个评价过程旨在为医生、患者和决策者提供全面、准确的药物信息，以便他们能够做出明智的药物选择和决策，是药品供应保障决策的重要技术工具。综合评价方法种类较多，本研究根据药品综合评价目的的不同，将常用的药品综合评价方法分为基于专家经验、基于客观数据、智能化评价方法和基于运筹学与其他数学方法的综合评价方法。

（一）基于专家经验的药品综合评价方法

基于专家经验的综合评价方法是依靠专家的知识与经验对评价对象的各因素按重要程度进行评价，属于定性评价方法。其优点是可以发挥专家的智慧和经验，避免因统计数据不足或不精确而产生的片面性和局限性，受客观数据的限制较小。但也存在评价中的影响因素较多的问题，评价结果易受评价人员主观意识的影响和知识的局限，易具有片面性等。常用的基于专家经验的药品综合评价方法包括德尔菲法和层次分析法等。

1. 德尔菲法

德尔菲法（Delphi method）也称专家咨询法或专家调查法，由Helmer和Gordon于20世纪40年代首创，1946年美国兰德公司首次使用该方法进行预测。

本质上是一种反馈匿名函询法，其大致流程是：在对所要预测的问题通过匿名函询的方式进行多轮问卷调查征求专家的意见之后，进行整理、归纳、统计，再匿名反馈给各专家，再次征求意见，再集中，再反馈，直至得到一致的意见，分析拟定一个综合的结果。该方法应用一个由问题、答案及分析3个阶段组成的循环，以达到减少一小群人中意见的多样性，使他们趋向于一种共同意见的目的。

德尔菲法是一种正式的、深入的系统定性方法，具有匿名性、多次反馈、统计性优势。在预测过程中，专家彼此互不相识、互不往来，这就克服了在专家会议法中经常发生的专家们不能充分发表意见、权威人物的意见左右其他人的意见等弊端。各位专家依据自己的经验、知识、综合分析能力等对每一个评价指标进行分析、判断和赋值，能真正充分地发表自己的意见，也能准确表达各位专家的分歧意见，被广泛应用于制定药学法规和指南、药品风险评估、药物相互作用等方面。但该法在准确表达各位专家主观意见的同时也存在一定的局限性：专家间缺少相互交流，可能会导致研究结果主观、片面等。由于该方法主观性较强，故在其质量控制层面，一方面应注意少数人的意见不可忽略，避免专家数量过多时，产生的研究结果偏离实际；另一方面还要注意，专家团队组织者的主观影响也可能对评价结果造成较大偏倚。许兴龙应用文献研究法构建基层卫生服务价值测量模型初始指标，运用德尔菲法对相关领域专家进行两轮咨询，收集专家对指标的建议，建立基层卫生服务价值测量指标体系。

2. 层次分析法

层次分析法（analytic hierarchy process，AHP）是 20 世纪 70 年代美国著名的运筹学家 T.L.Satty 等人提出的一种决策方法。这一方法的特点是将定性与定量分析结合，将与决策有关的因素分解成目标、准则、方案等层次，应用矩阵数学模型对数据进行定性与定量相结合的决策分析，是一种基于数学和心理学理论分析复杂决策的结构化技术。该方法把复杂的问题分解成不同的因素，又将这些因素按支配关系组成递阶层次结构，通过两两比较的方式确定层次中各因素的相对重要性，然后进行综合判断，根据各因素的相对重要性确定排序。层次分析法在药品临床综合评价中应用的一般步骤为：确定目标层、准则层及方案层，构建判断矩阵，以一致性检验确定指标权重，生成评价结果。

层次分析法可将定性数据与定量数据结合起来，所需定量数据信息较少，其优点主要体现在系统性强、简洁、实用等方面。但该方法也存在一定的局限性：一是指标权重的确定主要依赖于专家经验知识，专家选择的不同很可能会导致权重分配结果的差异，具有主观随意性和不确定性。运用层次分析法是为了在全部备选方案中选择出较优的方案，因此不能为决策提供解决问题的新方案。二是层次分析法的判断矩阵很容易出现不一致的情况，当同一层次的指标很多，决策者做出的判断很容易出现矛盾。层次分析法多用于卫生事业管理，但近年来国内不少学者应用层次分析法开展了各个领域的研究工作，在病例监测系统、计划免疫、卫生检测质量、传染病报告质量、图书馆评估、科技成果评比、人员素质测评等工作中取得一定的成效。李纪新运用层次分析法构建中医食养药膳评价层次结构模型，可为食养药膳的价值测评及中医食养药膳的发展提供参考。

（二）基于客观数据的药品综合评价方法

基于客观数据的药品综合评价方法是指通过对数据资料的收集、整理和分析开展评价，属于定量评价方法。该类方法能充分利用原始数据资料，不受主观因素的影响，具有较强的客观性。但又因过于依赖指标值与样本数据而忽略了人的主观能动性，使评价结果可能与实际情况有所偏离。常用的方法包括主成分分析法、熵值法等。

1. 主成分分析法

主成分分析法（principal component analysis，PCA）是一种数学降维方法，其核心在于通过正交变换将一组可能线性相关的变量转换为一组线性不相关的新变量，这些新变量被称为主成分。这一过程旨在在更小的维度下展示数据的特征，通过新变量以更简洁、高效的方式表达原始数据的信息。

该方法可以将高维数据降低到低维空间中，减少评价维度，提高模型的稳定性，且计算规范，易通过计算机实现。但主成分分析法对样本量的要求较高，且综合指标必须有符合实际背景和意义的解释，存在提取出的主成分内涵不明显，有时难以解释不符合实际的问题。沈明辉采用主成分分析法构建基层医疗卫生机构服务能力评价指标体系，评价指标体系信度与效度良好。

2. 熵值法

熵值法是一种客观赋权方法，根据指标的信息熵计算，确定指标的权重。权重根据指标的相对变化程度来决定，相对变化程度大的指标权重较大。其基本思想是从指标的无序程度，即指标熵的角度来反映指标对评价对象的区分程度。熵是信息论中对不确定性的度量：信息量越大，不确定性越小，熵越小；信息量越小，不确定性越大，熵越大。通过计算熵值，可以评估事件的随机性和无序程度，也可以评估指标的离散程度。指标的离散程度越大，对综合评价的影响也越大。该方法首先根据熵值函数求出每个指标的熵值，再将熵值归一化，转化为指标权重。

熵值法的优势在于能深刻反映指标的区分能力，完全依赖样本数据进行权重计算，避免了主观因素的干扰，客观性强。计算过程相对简单，易于操作、实用性强，从指标对评价对象的区分程度角度来确定指标权重，结果直观易理解，方法实用性强。但熵值法通常处理的是各个指标的相对信息量，并假定不同指标之间是独立的，在某种程度上可能会割裂指标间的关系，另外还存在对样本依赖性大，随建模样本变化，权重也会发生变化，可能导致权重失真等问题。熵值法自提出以来，被广泛应用于对上市公司财务状况的评价、对地下水质的评价等领域。在医学领域，朱俊利采用沃尔评分法对北京市妇幼保健院的财务状况进行分析评价，并用熵值法进行再次分析和评价，克服了以往评价中主观赋权所带来的局限性，是医院财务综合评价的一种突破。

（三）智能化评价方法

智能化方法的评估过程是模式分类过程，通过采集相关数据并分析数值型、文字型和逻辑关系等信息，构建人工智能模型来描述、分析和解释评估对象。这种方法，适应性和容错性强，易于计算机实现，但需要大量样本进行模型训练，常用的方法包括人工神经网络、粗糙集法、支持向量机等。

1. 人工神经网络

人工神经网络（artificial neural networks，ANN）是一种运算模型，由大量的节点（或称神经元）之间相互连接构成。每个节点代表一种特定的输出函数，称为激励函数（excitation function）。每两个节点间的连接都代表一个对于通过该连接信号的加权值，称之为权重，这相当于人工神经网络的记忆。网络的输出则依网络的连接方式、权重值和激励函数的不同而不同。而网络自身通常都是对自然界某种算法或函数 的逼近，也可能是对一种逻辑策略的表达。

该方法具有自适应、容错、处理大型复杂系统的能力，适用于非线性、非局域性问题，具有强大的适应性和学习能力。然而，该方法也存在精度不高、学习速度慢、容错性下降、浮点溢出、训练样本需求大和网络不收敛等问题。范以东使用人工神经网络建立一种新的骨关节炎诊断预测模型，并通过外部数据集验证其在骨关节炎中的诊断价值。陈颖利用人工神经网络模型对卵巢癌患者进行早期预测分析，构建卵巢癌预测模型。

2. 粗糙集法

粗糙集理论是波兰科学家 Pawlak 于 20 世纪 80 年代初提出来的一种处理不完整性和不确定性的数学工具，它能够有效地分析和处理不精确、不一致、不完整的信息，通过这些信息发现隐含的知识和潜在的规律。粗糙集应用于综合评价中，只需要根据评价对象的指标数据就可以推理得出评价结果和评价对象的分类，且该方法具有强大的属性约简功能可以识别出对决策过程有显著贡献的关键属性，从而减少数据维度，提高分析效率。粗糙集法被广泛应用于各类评价问题的指标权重确定中，该方法完全由数据驱动，避免了主观判断和模糊性，评估结果更真实。然而，该方法也存在对数据要求严格的缺点，适用于信息不完整的多指标综合评估。金海浩采用粗糙集重要度和因子载荷对“金水相生”法古代应用的数据进行分析，探讨古代运用的基本规律。

3. 支持向量机

支持向量机（support vector machine，SVM）是在 1992—1995 年间提出的，基于

统计学习理论的 Vc 维理论和结构风险最小原理。它在模型复杂性和学习能力之间寻求最佳折中，以获得最佳的推广能力，能有效解决小样本、非线性、高维和局部极小点等问题。SVM 方法弥补了专家评定法的不足，通过学习知识样本获取评价专家的经验和知识。它能够再现评价专家的经验、知识和直觉思维，减少评价过程中人为因素的影响，保证其客观性。张娟基于 Logistic 回归和支持向量机及 BP 神经网络模型进行糖尿病足溃疡复发风险预测模型的构建。该模型预测糖尿病足患者出院后 1 年内复发风险的正确率、灵敏度、特异度、AUC 等指标均较好。

（四）运筹学和其他数学方法

这类方法用到的数学知识相对较多，目前常用的有以下几类：

1. 多准则决策分析法

多准则决策分析法（multi-criteria decision analysis，MCDA）是一种能够帮助决策者系统考虑多种影响因素的数学评估方法，包括确定决策内容、识别问题属性、汇总识别及评分备选方案、为标准分配权重、根据属性给备选方案打分、结合权重及评分完成总体分析以及不确定性分析等 7 个步骤。

多准则决策分析方法可进行多个项目的评判、排队和优选，给评选因子的重要性赋予权重，并进行动态分析，后借助计算机技术实现快速信息加工。在药品综合评价方面，多准则决策分析法具有能显著提高评价结果透明度、一致性和合理性的优势。但面对的挑战较多，应用的范围比较有限，比如工作量较大、决策效率较低、评价成本较高等。聂智峰等对药品临床综合评价中 MCDA 赋权方法的操作步骤及特点进行梳理，为后续研究提供了思路与依据。

2. 模糊综合评价法

模糊综合评价法（fuzzy comprehensive evaluation，FCE）是由美国自动控制专家 L.A.Zadeh 于 1965 年提出的方法，利用模糊数学概念对实际综合评价问题进行评价。它应用模糊关系合成原理，将边界不清、不易定量化的因素定量化，从而进行综合评价。这种方法用于评判事物的隶属等级状态，一般步骤包括：① 给出每个评价系统的指标集合（U）和评价集合（V）；② 建立 U、V 的模糊评价矩阵 R；③ 设定指标的权数分配 A；④ 矩阵合成（将 A 与 R 合成，得到评价指标 $B=A\times R$）；⑤ 对 B 进行归一化处理；⑥ 根据最大隶属度判断。近 20 年来该法已在人力、卫生资源、生存质量、医疗质量、食品卫生、计划免疫等工作中得到广泛应用。

模糊综合评价法对于评判性因素和模糊性因素的评价具有明显优势。在进行相关领域评价时，可以较少地考察指标的可计量性，同时可以较多地考量指标的重要性和引导性。马强等学者在进行公立医院绩效考核研究时提出，在模糊性指标的选择困境方面，采用模糊综合评价法的优势明显，通过单因素评价可实现定性成分与定量数据的一致化计量。商洪才等学者选用模糊综合评价法结合核心指标集，提出了一种冠心病心绞痛中药品种筛选方法。

3. 逼近理想解排序法

逼近理想解排序法（technique for order preference by similarity to an ideal solution，TOPSIS），1981 年由 Hwang 和 Yoon 提出，是多准则决策（MCDA）方法中常用的一种，通常用于根据多个准则从有限方案中选出理想解并排序。综合评价的基本思想是将问题转化为原始数据矩阵，通过归一化找出有限方案中的最优解和最劣解，然后计算评价对象与最优解和最劣解之间的差距，以及评价对象与最优解的相对接近程度，最终得出综合评价排名，作为评价优劣的依据。应用起来相对简单，适用于有大量标准和备选方案的情况。其基本原则是寻找理想点，通过多目标规划，让所选择的备选方案与理想解的距离最短，与负理想解的距离最远。该方法提出后被广泛应用于工程、管理和金融等各个领域，后逐渐被医学领域引入，用于综合评价研究中，并开始了大量实例探索应用。

TOPSIS 法通常包括以下五步：① 准备好数据，并且进行同趋势化处理；② 数据归一化处理，解决量纲问题；③ 找出最优和最劣矩阵向量；④ 分别计算评价对象与正理想解距离 D+ 或负理想解距离 D−；⑤ 结合距离值计算得出接近程度 C 值，进行排序，得出结论。刘建华等综合 TOPSIS 和 AHP 方法，针对网络安全工具难以精确抉择的问题，提出一种简单、易实现且灵活性较强的综合评价模型，对于网络研究人员在抉择工具时有一定的参考价值。朱琳等探索在 DUE 基础上选用加权 TOPSIS 法对注射用奥美拉唑钠专项点评的方法。

四、总结

随着社会的进步，以及数学、统计等相关学科的持续演进与发展，综合评价方法领域呈现出显著的快速发展态势。众多学者对综合评价理论体系、方法论及其应用实践展开了深入研究，这些学者致力于拓展和完善评价方法的理论边界，开发创新性的评价工具，并在实际应用场景中验证和优化评价模型，以期为更精确、全面且科学地评估药品等复杂系统的性能提供强有力的方法论支持。

我国目前处于医疗体制改革的攻坚阶段，建立适合中国国情的药品综合评价体系对支持国家医改至关重要。这一评价体系可以帮助优化药品使用，提高医疗质量，降低医疗成本，减少不必要的浪费。2021 年国家卫生健康委员会办公厅发布了《关于规范开展药品临床综合评价工作的通知》，对各地和各类医疗卫生机构药品临床评价工作进行部署，引导和推动相关主体规范开展药品临床综合评价。以药品临床价值为导向，推动以基本药物为重点的国家药品临床综合评价体系建设，并指导相关机构开展国家重大疾病防治基本用药综合评价，协调推动评价结果的运用和转化，这将有力地促进国家医改的顺利进行和我国医疗体制向更加健康、可持续的方向发展。

药品综合评价这项工作系统性较强、难度较大，但就现如今循证医学的背景和人民群众对医疗水平的需求来看，药品综合评价进一步更好地发展是必然趋势。随着社会需求和科技的不断推进，科学的评价方法的选择是进行药品综合评价的关键，可以提供客观、可靠的依据以帮助确定药品的质量、临床效果或价值，为决策和管理提供科学依据和参考，助力药事服务质量的提升。因此综合评价方法的选择应该根据研究目的、研究类型及数据类型的特点，结合不同模型方法的内在逻辑和原理，综合考虑评价方法的成熟度、稳定度及应用的复杂性等影响因素，选择适用的综合评价方法。同时可根据具体情况，对选用的综合评价方法做适应性优化或联合应用等，以构建更符合研究目的、研究类型及研究数据的综合评价方法。

参考文献：

［1］唐文富，夏庆，陈光远，等．施他宁和奥曲肽在急性胰腺炎中的作用的卫生技术评估［J］．胰腺病学，2003，（Z1）：96.

［2］邹燕，李幼平，杨小东，等．急性肺损伤和急性呼吸窘迫征（ARDS）非药物治疗的卫生技术评估（一）［J］．中国循证医学杂志，2003，（2）：128–134.

［3］中国药品综合评价指南项目组．中国药品综合评价指南参考大纲（第一版）［J］．药品评价，2011，8（18）：6.

［4］中国药品综合评价指南项目组．中国药品综合评价指南参考大纲（第二版）［J］．药品评价，2015，12（8）：6.

［5］王江峰，范辉，马珂．以《中国药品综合评价指南参考大纲》为依据对达托霉素进行综合评价：安全性评价［J］．药品评价，2015，12（18）：12–18，32.

［6］王江峰，范辉，马珂．以《中国药品综合评价指南参考大纲》为依据对达托霉素进行有效性评价［J］．药品评价，2016，13（6）：19–23，36.

［7］张华华，王江峰，范辉，等．以《中国药品综合评价指南参考大纲》为依据对达托霉素进行综合评价：体内药学特性评价［J］．药品评价，2016，13（8）：8–12，59.

［8］药物政策与基本药物制度司．关于药品临床综合评价管理指南公开征求意见的公告．药品临床综合评价管理指南（试行）［EB/OL］．（2020–11–04）［2023–12–12］．http：//www.nhc.gov.cn/yaozs/s7656/202011/d11ddc32fae84121a0dfca36b015a31d.shtml.

［9］董子洵，韩晟，林丽开，等．血塞通软胶囊综合评价研究［J］．中国临床药理学杂志，

2021，37（12）：1612–1624.

［10］田杨，胡文，杨坤，等．胃复春综合评价研究［J］．药物流行病学杂志，2022，31（3）：147–153.

［11］张宏亮，杨周生，周甘平，等．广西医疗机构落实药品集中带量采购工作专家共识［J］．广西医学，2023，45（1）：1–5.

［12］国家卫生健康委卫生发展研究中心．国家药物和卫生技术综合评估中心关于发布心血管病、抗肿瘤、儿童药品临床综合评价技术指南的通知［EB/OL］．（2022–06–29）［2023–12–12］．http：//www.nhei.cn/nhei/znfb/202206/c01d87a290664b01bf42a9dad769d69f.shtml.

［13］国家卫生健康委办公厅．国家卫生健康委办公厅关于规范开展药品临床综合评价工作的通知：国卫办药政发〔2021〕16号［EB/OL］．（2021–07–28）［2021–08–18］．http：//www.nhc.gov.cn/yaozs/s2908/202107/532e20800a47415d–84adf3797b0f4869.shtml.

［14］王一任，孙振球．医用综合评价方法研究进展［J］．中南大学学报：医学版，2005，30（2）：228–232.

［15］程亚飞．普通高校体育工作综合评价研究［D］．郑州：河南大学，2016.

［16］张佳，姜同强．综合评价方法的研究现状评述［J］．管理观察，2009（6）：154–157.

［17］杜栋，庞庆华．现代综合评价方法与案例精选［M］.4版．北京：清华大学出版社，2021：6.

［18］张霞，何南．综合评价方法分类及适用性研究［J］．统计与决策，2022，38（6）：31–36.

［19］陈衍泰，陈国宏，李美娟．综合评价方法分类及研究进展［J］．管理科学学报，2004（2）：69–79.

［20］MEMBERS of the PROJECT TEAM. Reference outline of guidelines for comprehensive evaluation of Chinese drugs［J］. Drug Evaluation，2015，12（8）：26.

［21］李纪新，邱林杰，任燕，等．基于德尔菲法和层次分析法的中医食养药膳评价指标体系的初步构建［J］．中医杂志，2023，64（23）：2412–2418.

［22］王舒，董名扬，陈朋军，等．药品临床综合评价技术方法的质量控制［J］．中国药房，2023，34（3）：275–279.

［23］许兴龙，仲媛媛，赵令卿，等．基于德尔菲法的基层卫生服务价值测量模型构建［J］．南京医科大学学报：社会科学版，2023，23（4）：366–371.

［24］IMPROTA G，PERRONE A，RUSSO M A，et al. Health technology assessment（HTA）of optoelectronic biosensors for oncology by analytic hierarchy process（AHP）and Likert scale[J]. BMC Med Res Methodol，2019，19（1）：140.

［25］刘秋艳，吴新年．多要素评价中指标权重的确定方法评述［J］．知识管理论坛，2017，2（6）：500–510.

［26］李纪新，邱林杰，任燕，等．基于德尔菲法和层次分析法的中医食养药膳评价指标体系的初步构建［J］．中医杂志，2023，64（23）：2412–2418.

［27］代欣玥，訾明杰，孙明月，等．符合中医药特色的综合疗效评价体系构建思路及方法［J］．中国新药杂志，2024，33（2）：105–109.

［28］沈明辉，刘洋，毛云鹏，等．基层医疗卫生机构服务能力评价指标体系构建与应用：基于

主成分分析法［J］. 卫生经济研究，2023，40（11）：39–43.

［29］朱俊利，常文虎，王秋宇 . 熵值法在北京市妇幼保健院财务综合评价中的应用［J］. 中国卫生经济，2007，26（11）：34–36.

［30］施端阳，林强，胡冰，等 . 综合评估方法研究综述［J］. 中国科技信息，2022（22）：124–127.

［31］范以东，秦刚，苏国威，等 . 基于人工神经网络骨关节炎诊断模型的建立与分析［J］. 中国组织工程研究，2024，28（16）：2550–2554.

［32］陈颖，李志标，刘潇涵，等 . 卵巢癌相关特征基因探索及人工神经网络诊断模型构建［J］. 现代妇产科进展，2023，32（8）：571–575，580.

［33］钟嘉鸣，李订芳 . 基于粗糙集理论的属性权重确定最优化方法研究［J］. 计算机工程与应用，2008，44（20）：51–53.

［34］金海浩 . 基于粗糙集重要度和因子载荷对"金水相生"法古代应用的数据分析［J］. 中国中医急症，2011，20（5）：765–766.

［35］张娟，李海芬，李小曼，等 . 糖尿病足溃疡复发风险预测模型的构建：基于 Logistic 回归和支持向量机及 BP 神经网络模型［J］. 中国全科医学，2023，26（32）：4013–4019.

［36］CAMPOS M, JIMENEZ F, SANCHEZ G, et al. A methodology based on multiple criteria decision analysis for combining antibiotics in empirical therapy[J]. Artif Intell Med, 2020, 102: 101751.

［37］聂智峰，田夏，汪阳，等 . 药品临床综合评价中 MCDA 赋权方法比较［J］. 世界临床药物，2023，44（5）：437–444.

［38］于静，崔蒙 . 浅谈"模糊综合评价法"［J］. 中国中医药信息杂志，2008（S1）：9–10.

［38］马强 . 模糊综合评价法用于公立医院绩效考核的理论架构［J］. 南通大学学报：社会科学版，2015，31（3）：145–152.

［40］邱瑞瑾，雷翔，陈静，等 . 基于核心指标集及模糊综合评价法探索冠心病心绞痛中药品种筛选方法［J］. 中国中药杂志，2022，47（1）：265–270.

［41］FRIJA A, OUERGHEMMI H, ISMAIL F, et al. Generic algorithm for multicriteria ranking of crop technological options based on the "Technique for Order of Preference by Similarity to Ideal Solution" using ShinyApps［J］. Methods X，2021，8：101519.

［42］王欢，韩颖，张德政 . 基于熵值和模糊 TOPSIS 的矿山企业对标技术的研究及应用［J］. 经贸实践，2015（6）：280–282.

［43］SHIH H S, SHYUR H J, LEE E S. An extension of TOPSIS for group decision making［J］. Mathematical and Computer Modelling, 2007, 45（7/8）：801–813.

［44］刘建华，魏铭冠，刘意先 . 基于 AHP–TOPSIS 的渗透测试工具的综合评价模型［J］. 计算机与数字工程，2021，49（2）：322–326.

［45］朱琳，杨蕊，姚杨，等 . 基于加权 TOPSIS 法对注射用奥美拉唑钠专项点评方法的建立与应用［J］. 中国现代应用药学，2023，40（3）：366–372.

［46］董名扬，王舒，訾凌燕 . 药品临床综合评价方法的应用现状［J］. 中国药房，2021，32（22）：2813–2816.

第三章

中成药综合评价方法工具

第一节　中成药综合评价指标体系

开展综合评价，首先需要确定评价指标体系，即采用哪些指标进行综合评价，而评价指标的设定是评价体系的基本构成要素，完整指标包括含义名称和测度量值两项基本元素。因此，构建符合中成药特点的综合评价指标体系是本部分研究内容需要解决的问题。

采用文献分析法、内容分析法、名义群体法等综合性指标体系建立的研究方法，构建了一套符合中成药特点的多维度多准则中成药综合评价指标体系，用于本次评价。

一、制定方法与过程

（一）成立研究组

1. 专家指导组

按研究需求不同，遴选专业领域内高层次、高水平、多学科、多专业的 50 位专家作为专家指导组成员，负责确定中成药综合评价指标体系构建的基本原则、思路、方法等的指导，以及参与相关研究问题的专家小组会议和专家问卷咨询。

专家来自中医临床、西医临床、卫生经济学、循证医学、公共卫生学、统计学、方法学等不同专业。单位机构共计包括北京中医药大学东直门医院、首都医科大学宣武医院等 27 家。专家地域分布于北京、广东等 6 个省（市）。具体见表 3.1。

表 3.1　专家指导组基本信息

专家基本信息	人数（位）N=50	占比
单位性质		
研究机构	6	12%
医疗机构	27	54%
高等学校	14	28%
行政单位	3	6%
职称		
高级职称	50	100%

续表

专家基本信息	人数（位）N=50	占比
地区		
北京	41	82%
广东	3	6%
辽宁	1	2%
甘肃	3	6%
湖北	1	2%
江苏	1	2%

2. 研究工作组基本信息

研究工作组共由 37 人组建而成，负责文献调研与收集、证据检索、证据评价、证据整合、数据处理、组织专家共识会等工作。

研究工作组成员专业方向为循证医学、统计学、中医临床、卫生经济学、中医药标准化、中药上市后评价、公共卫生、机器学习等。参与机构共计 2 家。其中正高级职称 12 人，副高级职称 3 人，中级职称 2 人，初级职称 4 人，博士研究生 4 人。

（二）确定评价指标体系相关要素

1. 评价对象

本方法适用于评价所有上市后中成药。

2. 评价目的

通过科学的研究方法，构建符合中成药特点的多维度、多准则中成药综合评价指标体系，全面彰显中成药多维度综合价值。

3. 基本原则

评价指标设计的科学合理是影响评价结果的重要因素。根据研究对象和目的，反映研究对象某一方面情况的特征依据即为指标，一系列相互联系的指标构成了指标体系。评价指标体系需要从总的或一系列目标出发，逐级发展子目标，最终确定各专项指标。

经专家委员会讨论后，确定中成药综合评价指标设置总的为以综合全面，彰显中医特色为基本原则，同时指标设定需要满足科学性、系统性、简约性、独立性、代表性、可行性、时效性七项规则。

1）科学性

指标系统的设定首先要满足科学性原则，研究过程中应遵循中成药的基本特点和规律，选择科学合理的研究方法，是得以获得科学、可靠的评价结果的前提。

2）系统性

中成药综合评价是一项复杂的系统性研究工作。因此在构建其评价指标体系时需要遵循系统科学理论，用系统论方法指导关键指标的确立。同时在评价指标体系测算和应用中也应树立系统性全局观，该原则应贯穿整个评价工作中。

3）简约性

虽然中成药特点具有复杂性和多样性，但在指标体系的选择时仍需充分考虑传统中医药理论与实践特点，在关键指标设置覆盖药品上市前至上市后全过程和全周期关键环节的基础上，选取最关键的、能反映中成药基本特点的指标，对指标体系进行精简，避免冗余。

4）独立性

每个指标内涵要具有独立性，即同一层次的各指标间不相互重叠，且不存在因果关系，否则容易造成数据重复测算，影响测算结果真实性。

5）代表性

评价指标的设定必须能够代表评价对象的某方面特性，且指标间应具有差异性，差异性越大，代表性越好。

6）可行性

一方面，指标需要的评价数据来源应稳定、易于获取，且数据可规范；另一方面，对评价指标的解读和表述应精准、概念清晰，便于使用者参照。

7）时效性

指标体系不是一成不变的，应随着对中成药综合评价的发展，不断更新和优化评价指标体系中的内容，动态更新评价指标体系，以更好地满足评价需求和符合实际需要。

4. 基本结构

经专家委员会讨论后，确定中成药综合评价指标体系以三级指标为基本结构的评价指标体系。主要包括设定目标层，构建具体分目标（准则层），设置具体评价指标（指标层），构建包含一级维度、二级维度、三级准则的评价指标体系。

（三）评价指标体系初步确定

采用定性与定量相结合的研究方法，经由多种定性决策分析方法和案例验证法，多次对指标体系进行构建和优化完善，最终形成了包含 6 个一级维度、20 个二级维度、48 个三级准则的多维度多准则中成药综合评价指标体系。指标体系各维度包含条目数量见表 3.2，其中评价指标体系见表 3.3。

表 3.2　指标体系各维度包含条目数

维度名称	二级维度数量	三级准则数量
安全	4	11
有效	2	7
经济	2	3
应用	5	11
科学	3	8
标准	4	8
总计	20	48

表 3.3　多维度多准则中成药综合评价指标体系（第一版）

一级维度	二级维度	三级准则
维度 1 安全	维度 1.1 应用安全监测	准则 1.1.1 应用安全研究
		准则 1.1.2 通告通报情况
		准则 1.1.3 说明书修订情况
	维度 1.2 风险预警及防控	准则 1.2.1 风险预警研究
		准则 1.2.2 风险防控体系
		准则 1.2.3 药物警戒部门
	维度 1.3 用药指导及教育	准则 1.3.1 安全信息提示
		准则 1.3.2 安全教育
		准则 1.3.3 安全服药指导
	维度 1.4 实验室研究	准则 1.4.1 药品稳定性研究
		准则 1.4.2 不良反应机制研究
维度 2 有效	维度 2.1 综合证据	准则 2.1.1 临床实践指南或专家共识
		准则 2.1.2 卫生技术评估
		准则 2.1.3 系统评价 /Meta 分析
	维度 2.2 原始研究证据	准则 2.2.1 随机对照研究
		准则 2.2.2 队列研究
		准则 2.2.3 病例系列
		准则 2.2.4 个案报告

续表

一级维度	二级维度	三级准则
维度 3 经济	维度 3.1 基于文献	准则 3.1.1 药物经济学研究评价
	维度 3.2 基于政策	准则 3.2.1 医保政策情况
		准则 3.2.2 基药目录政策情况
维度 4 应用	维度 4.1 临床适用	准则 4.1.1 适应证明晰性
		准则 4.1.2 临床应用广泛性
	维度 4.2 医患依从	准则 4.2.1 患者依从性
		准则 4.2.2 医护依从性
	维度 4.3 标签合规	准则 4.3.1 药品说明书标签
		准则 4.3.2 药品内标签
		准则 4.3.3 药品外标签
	维度 4.4 企业情况	准则 4.4.1 企业信用
		准则 4.4.2 企业规模
	维度 4.5 应用创新	准则 4.5.1 主治疾病范畴
		准则 4.5.2 药品价值属性
维度 5 科学	维度 5.1 理论基础	准则 5.1.1 理论来源
		准则 5.1.2 组方原理
	维度 5.2 研究基础	准则 5.2.1 药理学研究
		准则 5.2.2 毒理学研究
		准则 5.2.3 药品制剂研究
	维度 5.3 科技产出	准则 5.3.1 科研项目
		准则 5.3.2 科技成果
		准则 5.3.3 科技奖项
维度 6 标准	维度 6.1 中成药标准	准则 6.1.1 中成药生产流程溯源参照标准
		准则 6.1.2 中成药质量标准
	维度 6.2 中药材标准	准则 6.2.1 中药材生产流程溯源参照标准
		准则 6.2.2 中药材质量标准
	维度 6.3 中药饮片标准	准则 6.3.1 中药饮片生产流程溯源参照标准
		准则 6.3.2 中药饮片质量标准
	维度 6.4 标准质量	准则 6.4.1 标准化验收项目评级结果
		准则 6.4.2 上市后所参照标准升级情况

二、评价指标维度及准则释义

1. 安全（维度 1）

安全维度是指对药品在使用过程中安全性情况进行评价，以测评药品的使用风险。药品安全评价是决定药物使用是否安全和能否投入临床使用的关键前提。1977 年 WHO 肯尼亚首都内罗毕会议文件，组织合理用药专题，且全球各国建立基本药物目录，安全性评价是第一位考虑因素。

1）应用安全监测（维度 1.1）

应用安全监测旨在对药品全周期使用中安全结果监测及风险信息情况展开评价，包括应用安全监测、通告通报情况、说明书修订情况三个方面。分析药品在学术研究监测、政府部门监管、企业自查自修等方面的安全性结局，以此来评价药品用药风险。

评价资料来源：已开展的关于药品安全研究，如大型集中监测研究、基于医院电子病历系统的安全性研究、上市后安全性再评价研究、临床研究等研究原文；国家药品监督管理局或相关部门的不良事件通告结果及证明；上市后药品抽检结果；说明书强制或主动修订记录、原因说明及相关证明材料等。

评价要点：包括药品使用过程中出现相关不良反应发生率、不良反应分级、严重不良反应发生率、不良反应预后及转归情况，以及不良事件通告通报次数、抽检不合格次数、强制或主动修改说明书次数及原因分析等方面。

2）风险预警及防控（维度 1.2）

风险预警及防控旨在对药企开展药品生产使用全流程风险管控机制进行评价，包括风险预警研究、风险预警部门、风险防控体系三个方面。分析药企对上市药品风险识别、分析、处置和应对等系列制度及措施，考量企业甄别和处置用药不良事件的预警管控和处置能力。

评价资料来源：药品生产企业已开展的风险预警研究；药物警戒部门及风险防控体系的人员体系结构及职能，相应规章制度等；既往处置不良反应事件案例证明等。

评价要点：包括药品生产企业机构开展风险预警研究的数量和质量、设置的药物警戒部门及风险防控体系建设的完备性、组织机构设置合理性、规章制度规范性及合法性、处理案例及处理效果、针对不良事件应急处理能力等方面。

3）用药指导及教育（维度 1.3）

用药指导及教育旨在对药企在药品推广使用过程中对患者和医护用药安全信息提

示和宣教开展情况进行评价，包括安全服药指导、安全信息提示、安全教育三个方面。分析药企针对已识别风险或重要潜在风险对患者、临床医生等用药主体进行提示和开展宣传教育与培训活动的情况，以此考量企业对用药安全的预防和管理能力。

评价资料来源：最新版药品法定说明书；开展安全教育培训及相关证明等。

评价要点：药品法定说明书中是否有明确的针对儿童、孕妇、老人等特殊群体用药风险提示信息，药品生产日期及保质期是否醒目，对药物过量、药物相互作用、潜在风险、联合用药、药品贮存方式及其他潜在风险是否有明确提示及体系信息完整度和质量，以及开展安全教育培训次数、培训主题契合度、培训质量等。

4）实验室研究（维度 1.4）

实验室研究旨在对药品上市后的稳定性研究结果和不良反应发生内在机制或原因探索情况进行评价。即对药品在规定条件下的整个有效期内，药物保持其物理、化学、生物学和微生物学性质稳定的情况，以及对药品发生不良反应时的原因和机制、机理展开的研究进行评价。

评价资料来源：药品上市后开展的药品稳定性研究；针对性不良反应机制研究原件或相关证明。

评价要点：包括药品稳定性研究的数量、药品稳定性研究结果及完整性、开展不良反应机制研究的数量和质量等方面。

2. 有效（维度 2）

药品有效评价是指在病证结合理念下，根据病证相应、证据关联原则，对药品治疗疾病的有效性和证据充足性等方面进行综合评价。

1）综合证据（维度 2.1）

综合证据指基于一定方法对原始研究证据进行整合而形成的证据，包括临床实践指南或专家共识、卫生技术评估报告和系统评价或 Meta 分析等。评价综合研究证据的结果和质量，以此评判药品治疗某种疾病的有效性结局和结果可信度。

评价资料来源：药品上市后近 5 年内开展与适应证相应的临床实践指南或专家共识、卫生技术评估研究、系统评价或 Meta 分析等的研究原文。

评价要点：药品上市后近 5 年内开展的对其相应适应证的临床实践指南或专家共识、卫生技术评估研究、系统评价或 Meta 分析等的研究结果和质量进行双人背对背评价。临床实践指南或专家共识采用 AGREE-II 工具进行证据质量评价。卫生技术评估研究选用国际卫生技术评估机构协作网卫生技术评估报告清单（2007 版）进行质量评价。系统评价或 Meta 分析采用 AMSTAR 对其的方法学评价质量结果。

2）原始研究证据（维度 2.2）

对于尚不存在整合证据的药品，需对构成原始研究证据体的证据类型的有效性结论和证据质量进行评价，以评判药品治疗某种疾病的有效性结局和结果可信度。原始研究证据类型主要包括随机对照研究、队列研究、病例系列或个案报告、真实世界研究等。

评价资料来源：药品上市后近 5 年内开展的对其相应适应证的随机对照研究、队列研究、病例系列或个案报告、真实世界研究等研究原文或其他证明材料。

评价要点：药品上市后近 5 年内开展的对其相应适应证的随机对照研究、队列研究、病例系列或个案报告、真实世界研究等的有效性结论和质量进行双人背对背评价。随机对照研究采用 ROB 工具进行质量评价，队列研究采用 Newcastle-Ottawa 工具进行质量评价，病例系列或个案报告采用 IHE 工具进行质量评价，并对证据进行综合汇总结果和结论。

3. 经济（维度 3）

药品经济性评价是指不同药物间的成本与产出的价值比较，关注药品经济效益。

1）基于文献（维度 3.1）

基于文献是指对该药品相关的药物经济学研究结果和质量进行评价，分析、测量和比较该药物与其同类品种在成本—效益、成本—效用等经济学价值差异，以此评价药品的经济效益价值。

评价资料来源：药品有关的药物经济学研究原文或其他证明材料。

评价要点：包括成本—效果分析、成本—效用分析、成本效益等结果和药物经济学研究质量综合评价。

2）基于政策（维度 3.2）

基于政策指基于国家医保政策及基本药物政策等准则准入现况进行评价，包括是否为国家医保药品目录和基本药物目录中药品两个方面。

评价资料来源：药品在现行国家医保目录或基本药物目录中的药品及其医保级别（甲类、乙类）证明。

评价要点：是否为现行国家医保目录或基本药物目录中的药品及其医保级别（甲类、乙类）。

4. 应用（维度 4）

应用评价指对药品在临床使用过程中的应用情况及临床应用价值的评估。

1）临床适用（维度 4.1）

临床适用旨在对药品在临床应用和推广中的明确性和广泛性进行评价，包括适应证明晰性和临床应用广泛性两个方面。即评价和分析药品说明书对其适应证或功能主治是否做到明确、清晰和完整表述，以及药品在国内外推广使用情况。

评价资料来源：药品说明书；药品在国内外推广使用证明，如销售合同等。

评价要点：药品说明书功能主治中“用（功能主治）、病（中医病名和西医病名）、证（中医证型）、症（临床症状或中医证候）”信息是否明确、完整、规范，药品在国内推广使用省份的数量及其在国外推广使用的国家或地区数量。

2）医患依从（维度 4.2）

医患依从指针对药品在临床应用中开展的对临床医护人员对药品的给药方式、用药要求等的依从程度，以及患者对遵守医师用药方案、用药方式等的依从程度的研究或调查。根据调查主体不同，分为患者依从性和医护依从性两个方面。

评价资料来源：针对患者和医护人员的依从研究原文或问卷调查、访谈等结果的相关证明材料。

评价要点：包括针对患者和医护人员的依从研究数量、研究结果、研究质量，和对影响医患依从性原因，以及对如何提高医患依从性是否进行充分等方面。

3）标签合理（维度 4.3）

标签合理是指药品说明书信息、内标签和外标签信息三个方面的标签信息提示是否符合国家规定性文件要求及其是否清晰、完整等。其中，说明书信息指药品法定说明书中的所有信息条目；内标签信息指直接接触药品的包装的标签；外标签信息是指直接接触内包装的外包装标签信息内容。

评价资料来源：药品说明书；药品内标签；药品外标签。

评价要点：根据《药品说明书和标签管理规定》（2006 年）与《中药、天然药物处方药说明书格式》《中药、天然药物处方药说明书内容书写要求》，以及《中药、天然药物处方药说明书撰写指导原则》中对于药品说明书和标签的管理规定细则，对药品说明书和内外标签符合国家所规定的条目中的数量、书写清晰性、书写合理性等方面的评价。

4）企业情况（维度 4.4）

企业情况旨在评价企业保证药品持续稳定供应的能力和现况，包括企业信用和企业生产规模两个方面。评价国家有关部门对企业征信的评级结果以及药品的年度生产销售额，以此来评估药品可及性。

评价资料来源：企业信用评级结果；企业近3年关于待评价药品的年度销售额等（需有第三方审计报告或加盖企业法人章的内部财务数据等证明）。

评价要点：包括企业信用评级结果和企业近3年关于待评价药品的年度销售额等方面。

5）应用创新（维度4.5）

应用创新指药品在市场定位的独特性和特有属性，包括主治疾病范畴和药品价值属性两个方面。分析药品主治疾病范畴是否为国家重点或次重点病种，主要用药人群是否为老、幼、妇、儿等特殊人群，以及是否为中药保护品种和国家保密品种，以评价药品的创新性。

评价资料来源：药品法定说明书；中药保护品种及级别证明；国家保密品种及级别证明等。

评价要点：包括药品主治病种范畴是否为罕见病，是否为国家重点或次重点的药品，主要用药人群是否为老、幼、妇、儿等特殊人群，是否为中药保护品种及级别，是否为国家保密品种及级别等方面。

5. 科学（维度5）

科学评价是指对药品的研究开发过程中的理论依据、研究基础和科技产出情况进行评价。

1）理论基础（维度5.1）

理论基础包括中成药理论来源和组方原理两方面。理论来源是指中成药组方的中医理论来源和出处，如来源属于经典古籍、名家经验、中药创新药等，及其发展和理论变迁过程，以反映中成药历史应用时长及应用证据、人用经验证据充分性和理论基础完备性。组方原理是指中药组方在中医理论指导下，利用药物的七情，规定必要的药量，配伍组织成方的原理，以评价其组方的科学性。

评价资料来源：中成药理论来源阐述及记载证明；组方原理阐述等。

评价要点：针对中成药理论来源阐述完整性、组方原理阐述细致性及规范性、历史应用证据等进行评价。邀请两位领域内专家背对背评分，分差≤20分时取平均分数；超20分则先内部协商，协商不一致时引入第三位专家裁决。

2）研究基础（维度5.2）

药品研究基础是指该药品在研发过程中开展的关于药品药理学研究、毒理学研究、药物制剂研究三个方面的基础研究情况。根据现代科学研究结果阐释其作用机理、药物毒理、制剂原理、代谢分布规律等方面的科学依据，以评价药品的科学性。

评价资料来源：药品相关的药理学研究、毒理学研究、药品制剂研究的研究原文。

评价要点：包括对药品相关的药理学研究、毒理学研究、药品制剂研究的研究数量、研究结果、研究全面性和研究质量等方面。

3）科技产出（维度 5.3）

科技产出指科研团队开展创新科研活动后取得的科研成果，对其在科技创新及成果方面的价值进行系统的评价，以此反映药品的科技水平和企业科研成果的产出能力。其中，包括科研项目、科技成果、科技奖项三个方面，分别指获得国家科学研究部门资助的科研项目和企业依托科研团队进行自主科学研究的项目；以待评价药品为主体的论文学术成果、专著、专利、药品国际注册等的科技成果产出情况；企业及待评价药品获得的奖项等。

评价资料来源：科研项目、项目级别及科研经费证明；中文核心期刊、SCI、专著、专利、国际注册数量及相关证明材料；获得科技奖项、奖项级别及证明等。

评价要点：包括获得科研项目资助的级别、科研项目支撑的数量和投入的总科研经费，中文核心期刊数量、SCI 累计影响因子、专著数量、专利数量、药品国际注册数量，科技奖项的级别及数量等方面。

6. 标准（维度 6）

标准评价指针对中成药的产品、配药以及生产全流程的标准化水平的高低、全流程质量标准控制的完善程度、企业提升标准质量能力等方面的评价。

1）中成药标准（维度 6.1）

中成药标准是指中成药整个生产流程和质量控制标准的参照情况，包括生产流程溯源标准和质量标准。生产流程溯源标准包括原料炮制操作规程、辅料投料操作规程、粉碎操作规程、灭菌操作方法、提取操作规程、干燥过程操作规程等方面参照标准情况；质量标准包括中成药成品质量、中成药原料药质量、中成药辅料质量等方面的参照标准情况。

评价资料来源：中成药上市后所有参照标准、企业牵头制定或参与制定标准证明、参照标准变更证明材料等。

评价要点：中成药上市后在生产流程溯源标准和质量标准中所参照标准的级别、标准参照的完善程度、企业牵头制定或参与制定的标准数量、药品参照标准的升级变更情况等。

2）中药材标准（维度 6.2）

中药材标准是指中成药的每个药物组成涉及的中药材的整个生产流程溯源标准和

质量控制标准的参照情况。生产流程溯源标准包括产地、栽培技术、采收加工、包装、贮存、运输等方面的参照标准情况；质量标准包括种子质量、种苗质量、中药材质量等方面的参照标准情况。

评价资料来源：药品上市后所有药物组成中的中药材在生产流程溯源标准和质量标准、企业牵头制定或参与制定标准证明、参照标准变更证明材料等。

评价要点：待评价药品上市后的每个药物组成涉及的中药材在生产流程溯源标准和质量标准中所参照标准的级别，标准参照的完善程度，是否每一药物组成均有相应参照标准，企业牵头制定或参与制定的标准数量，药品参照标准的升级变更情况等。

3）中药饮片标准（维度 6.3）

中药饮片标准是指中成药每个药物组成涉及的中药材加工为中药饮片的整个生产流程溯源和质量控制标准参照情况。生产流程溯源标准包括药材加工、炮制、包装、贮存、运输等标准参照情况；质量标准包括中药饮片性状、鉴别、检查、浸出物检测、指纹图谱或特征图谱、含量测定等标准参照情况。

评价资料来源：药品上市后所有药物组成中的中药材加工为中药饮片的生产流程溯源标准和质量标准中所参照标准、企业牵头制定或参与制定标准证明、参照标准变更证明材料等。

评价要点：待评价药品上市后每个药物组成涉及的中药材加工为中药饮片的生产流程溯源标准，和质量标准中所参照标准的级别、标准参照的完善程度，是否每一药物组成均有相应参照标准，企业牵头制定或参与制定的标准数量，药品参照标准的升级变更情况等。

4）标准质量（维度 6.4）

标准质量旨在评估药品的标准化水平和质量。分析药品上市后在中成药、中药饮片、中药材三个方面生产流程溯源和质量控制中所参照标准级别升级次数，如由既往参照国家药典标准改为参照企业发布标准或 ISO 国际标准等情况，以及参与中药标准化行动计划项目及其评级结果。

评价资料来源：药品上市后中成药、中药饮片、中药材三个方面参照标准质量升级次数，和参与中药标准化项目评级结果及排名等方面。

评价要点：参照标准质量升级次数和中药标准化行动计划项目评级结果。

三、总结

中成药是在中医药理论指导下，以中药材为原料，按照规定的处方、生产工艺和质量标准生产的制剂。中成药产品种类繁多、临床应用范围广、涵盖科目多，是我国医疗体系中必不可少的治疗手段。但众多中成药产品存在科学基础薄弱、临床价值评估不清等问题。因此，建立科学合理的中成药临床综合评价指标体系是保证其发挥临床价值的重要前提，关系到中成药能否充分发挥其在国民医疗卫生资源中的积极作用。

本研究通过成立工作组、头脑风暴法确定指标体系构建理念及原则、文献分析法筛选指标体系条目池、名义群体法初步建立评价指标体系等研究过程，制定出“多维度多准则中成药综合评价指标体系”。该评价指标体系充分考虑了中医的特点，如在科学维度，重视对中成药理论来源和组方原理的评价，强调中医理论支持的合理性和科学性，同时又综合考虑了中成药在“生产—临床使用—效果反馈”等全周期关键环节设置评价指标。总之，该评价指标体系是基于中医理论指导，结合循证医学知识，融合现代科学发展的动态和基本要求，对探索评价中成药的临床效用和价值具有重要意义。

参考文献：

［1］朱喜安 . 综合评价方法优良标准研究［M］. 武汉：武汉大学出版社，2020.

［2］王春枝 . 综合评价指标筛选及预处理的方法研究［J］. 统计教育，2007（3）：15-16.

［3］贾农，孙文敏，钱净，等 . 临床检验危急值运行质量综合评价指标体系构建初探［J］. 中国医院管理，2014，34（7）：41-43.

［4］陈海明，陈芳 . 以名义群体法测量澳门文化遗产旅游发展因素［J］. 邵阳学院学报：社会科学版，2014，13（4）：69-75.

［5］李红琼，王天芳，薛晓琳，等 . 名义群体法在《疲劳性亚健康的判定及中医证候辨识》标准制定中的应用［J］. 北京中医药大学学报，2019，42（5）：436-440.

［6］BARTUNEK J M, MURNINGHAN J K. The nominal group technique: Expanding the basic procedure and underlying assumptions. Group and Organization Management, 1984,（3）：417-432.

［7］邱红，蔡俊，朱月蓉，等 . 恶性肿瘤患者红细胞谷胱甘肽的测定及临床意义［J］. 临床医药实践，2005（9）：655-656.

［8］杨辉，郭春燕 . 二甲砷基谷胱甘肽对肿瘤的治疗作用及机制［J］. 中国新药与临床杂志，2011，30（2）：99-102.

［9］MCMILLAN S S, KING M, TULLY M P. How to use the nominal group and Delphi techniques［J］. Int J Clin Pharm. 2016, 38（3）：655-62.

［10］张海力，梁宁，陈雅馨，等 . 多维度多准则中成药综合评价技术指导原则解读［J］. 中国循证医学杂志，2022，22（7）：762-767.

［11］国家医疗保障局财政部对 2019 年城乡居民医疗保障工作作出部署［EB/OL］.（2019-05-13）［2023-12-12］. http：//www.nhsa.gov.cn/art/2019/5/13/art_52_1291.html.

［12］中共中央国务院关于深化医疗保障制度改革的意见［EB/OL］.（2020-03-05）［2023-12-12］. http：//www.gov.cn/zhengce/2020-03/05/content_5487407.htm.

［13］嵇承栋，朱琳懿，万悦竹，等. 国际卫生技术评估机构协作网卫生技术评估报告清单解读［J］. 中国循证医学杂志，2016，16（3）：369-372.

［14］靳英辉，吴世文，拜争刚，等. 系统评价与 Meta 分析的内涵及价值［J］. 同济大学学报：医学版，2019，40（1）：105-111.

［15］PICCIOTTO F, et al. Case series and case reports: rational clinical decision-making or just stories? A systematic review of the literature［J］. Medicine，2016，95(19)：e3623.

［16］彭晓霞，秦海强，崔树起，等. 病例报告的临床价值、科研意义与撰写规范［J］. 中国卒中杂志，2009，4（3）：259-264.

［17］ARONSON J K. Anecdotes as evidence［J］. BMJ，2003，326（7403）：1346.

［18］耿亚. 多种中药配方颗粒调剂的药物经济学评价［J］. 湖北中医杂志，2018，40（1）：55-57.

［19］王修贤. 面向控制医药费用的药品价值评价与药品使用机制研究［D］. 上海：上海交通大学，2020.

［20］杜栋，庞庆华. 现代综合评价方法与案例精选［M］. 4 版. 北京：清华大学出版社，2021：6.

［21］郭亚军. 综合评价理论方法与巧展［M］. 北京：科学出版社，2012.

第二节　中成药综合评价模型

采用适宜的评价工具对符合药品特征的指标体系进行综合量化而得到评估依据是药品综合评价的目的。因此需要基于中医药优势特色和本身的复杂性及多样性的特点来设定中成药综合评价指标，并建立与之相适配的测量工具，以此来衡量和评判中成药的综合价值。而当前药品综合评价指标测量工具常通过共识方法设定，存在评价客观性和可重复性的偏差。故构建不依赖经验判别的高维度下少样本数据的中成药综合评价指标测量工具，来客观地评价中成药综合价值是十分必要的。

本研究提出引入人工智能中弱监督学习的方法，构建了一种白盒智能评价模型，即基于知识引导和数据驱动的中成药综合评价模型（expert-knowledge and data-driven comprehensive evaluation model of Chinese patent medicine，EDCEM-CPM），实现了对多维度多准则中成药综合评价指标体系的客观、科学测量。

制定方法与过程

（一）综合权重法初步确定指标权重

权重是单个评价指标在整个评价体系中的相对重要度值，其分配情况决定和影响最终的评价结果。研究根据层次分析法及专家赋值权重法所计算出的综合权重值进行归一化运算，获取各组指标客观权重。其中选用层次分析法对一级维度及二级维度进行两两比较后计算出权重系数，选择重要度评分法对三级准则权重系数，运用乘积法计算指标体系组合权重值。

1. 参与决策的专家基本信息

邀请 14 位来自不同专业领域的行业内专家确立评价指标权重。专家基本信息见表 3.4。

表 3.4　专家基本信息

类别	数量（人）	占比（%）
性别		
男	8	57.14
女	6	42.86

续表

类别	数量（人）	占比（%）
学历		
博士研究生	12	85.71
硕士研究生	2	14.29
职称		
正高级	10	71.43
副高级	4	28.57
工作单位性质		
医疗机构	4	28.57
高等院校	3	21.43
研究机构	6	42.86
行政单位	1	7.14
专业领域		0.00
中药学或药学	5	35.71
中医或中西医临床	3	21.43
中药上市后评价	1	7.14
循证医学（包括循证卫生政策与管理）	2	14.29
中西医结合基础研究	1	7.14
统计学	1	7.14
标准化	1	7.14
地区		
北京市	11	78.57
甘肃省	2	14.29
江西省	1	7.14
工作年限（年）		
10 ～ 20	8	57.14
21 ～ 40	6	42.86
平均时长	23.43±10.91	

2. 指标权重结果

各级中成药综合评价指标体系权重值见表 3.5，将用于后续中成药综合评价评分中。

表 3.5 中成药综合评价指标体系权重值

一级维度	权重值	二级维度	组合权重值	三级准则	组合权重值
安全	0.2685	应用安全监测	0.1043	应用安全研究	0.037
				通告通报情况	0.033
				说明书修订情况	0.034
		风险预警及防控	0.0657	药物警戒部门	0.022
				风险预警研究	0.021
				风险防控体系	0.022
		用药指导及教育	0.0619	安全信息提示	0.021
				安全服药指导	0.021
				安全教育	0.020
		实验室研究	0.0367	不良反应机制研究	0.018
				药品稳定性研究	0.018
有效	0.2810	综合证据	0.1422	临床实践指南	0.050
				卫生技术评估	0.045
				系统评价 /Meta 分析	0.047
		临床研究证据	0.1388	随机对照研究	0.038
				队列研究	0.038
				病例系列	0.032
				个案报告	0.030
经济	0.0513	基于文献	0.0220	卫生经济结局	0.022
		基于政策	0.0293	国家基本药物目录药品	0.015
				国家基本医疗保险目录药品	0.014
应用	0.1073	临床适用	0.0385	适应证明晰性	0.021
				临床应用广泛性	0.018
		医患依从	0.0236	患者依从性	0.012
				医护依从性	0.012
		标签合规	0.0235	药品说明书	0.0083
				药品内标签	0.0076
				药品外标签	0.0076
		企业情况	0.0104	企业信用	0.006
				近 3 年生产规模	0.005
		应用创新	0.0114	主治疾病范畴	0.006
				药品价值属性	0.006

续表

一级维度	权重值	二级维度	组合权重值	三级准则	组合权重值
科学	0.0961	理论基础	0.0272	药品理论来源	0.013
				组方原理	0.014
		研究基础	0.0431	药品药理研究	0.015
				药品毒理研究	0.015
				药品制剂研究	0.013
		科技产出	0.0258	科技基础	0.009
				科技成果	0.008
				科技奖项	0.008
标准	0.1958	中成药标准	0.0619	生产流程溯源标准	0.030
				质量标准	0.032
		中药材标准	0.0472	生产流程溯源标准	0.023
				质量标准	0.024
		中药饮片标准	0.0407	生产流程溯源标准	0.019
				质量标准	0.021
		标准质量	0.0461	标准化项目评级结果	0.023
				上市后所参照标准升级情况	0.023

（二）EDCEM-CPM 中成药综合评价模型

1. EDCEM-CPM 模型基本理念

通过层次分析法确定指标权重，和采用 C 均值（C-means）聚类算法与模糊 C 均值（fuzzy C-means）算法处理中成药评价数据两者相结合，最终获得中成药综合评价评分结果。

由于中成药评价数据具有多源异构且高维度等特点，先对数据进行转化、降维和规范，再先后进行粗聚类和精细聚类算法步骤。前者用 C 均值聚类算法，后者采用模糊 C 均值聚类算法来获取聚类中心。根据数据与聚类中心的远近计算得分权重，通过已建立好的评分模型计算中成药综合评价分数，实现中成药智能评价。

2. EDCEM-CPM 模型算法步骤

分为数据预处理、打分权重、智能评价 3 个步骤。利用 Pycharm 软件（2023.3.3 版本）实现运算。

1）数据预处理

中成药综合评价指标体系包括多个评价维度和评价准则，其评价数据指标具有来源不同、数据结构多样等特点。根据其量化情况，大体分为可直接量化评价的数据和不可直接量化评价的数据两类。前者有直接提取开展药物预警研究数量、主动或强制说明书修改次数、标准参照及升级数量等数值描述，以及对有效性证据质量、开展药物经济学研究质量等采用ROB、AMSTAR、NOS等国际通用质量拼接工具进行评价等。后者主要包括对风险防控体系及风险防控部门建设完善度、说明书中安全服药信息的完整度等进行二次评估的等级评价，以及理论基础部分文字描述类的定性评价。

由于其多源异构的特点，在进行评分计算前需将数据转化成可用于机器处理的向量形式。该过程主要包括添加标志位、数值转化、空值处理、数据合并4个步骤。

添加标志位

根据指标具体含义和本身特性，一是将数据类型标志为连续型数据或离散型数据，视为数据的第一标志位；二是数据标志为正向评分或反向评分，视为数据的第二标志位。

数值转化

将文字描述类转换成数值描述，如“是”转化成“1”与“否”转化成“0”；等级描述类，“非常完整、比较完整、一般完整、不太完整、极不完整”等描述依次对应转化为“5，4，3，2，1”等。

空值处理

部分评价数据资料无法直接获取或尚未开展评价所需证据资料的视为空缺值，需人工填充。依据第二标志位结果，数据类型属于正向评分的填充为0；数据类型属于反向评分，则填充该条数据所有非空数据中的最大值。

数据合并

对于原始数据中部分数据之间存在关联性的，单独作为一条数据进行计算则影响评分结果，需将这类数据合并、降维。根据需要采取最大值法、最小值法、平均值法、求和法及阈值法中的一种或多种方法处理。

因评价指标原则较多，截取部分评价维度具有代表性的评分细则，根据其数据特点及指标具体含义，对数据预处理方式进行示例展示。具体见表3.6。

表 3.6　部分评价维度评分细则表

一级维度	二级维度/三级准则	评价细则	添加标志位		数值转化	空值处理	数据合并
			连续型数据（以“1”表示）或离散型数据（以“0”表示）	正向评分（以“1”表示）或负向评分（以“0”表示）			
安全维度评价细则（节选）	应用安全研究	是否为主动监测研究	0	1	“是”转化成“1”，“否”转化成“0”	/	/
		研究样本量	1	1	直接提取数据无须转化	/	不良反应发生率间不适合直接比较，故此条不适合作为单独条目计算，以研究样本量进行加权处理，进行数据合并
		药品不良反应发生率	1	0	直接提取数据无须转化	/	
		严重不良反应发生率	1	0	直接提取数据无须转化	/	
		是否报告了不良反应和反应转归情况	0	1	“是”转化成“1”，“否”转化成“0”	/	/
		是否报告了严重不良反应和反应转归情况	0	1	“是”转化成“1”，“否”转化成“0”	/	/
		是否分析了不良反应、严重不良反应发生原因或可能机制	0	1	“是”转化成“1”，“否”转化成“0”	/	/
	通告通报情况	强制修改说明书次数	1	0	直接提取数据无须转化	/	/
		药品抽检不合格次数	1	0	直接提取数据无须转化	/	/
		不良事件通报次数	1	0	直接提取数据无须转化	/	/
	药物警戒部门	药物警戒部门设置完善度	0	1	“非常完整、比较完整、一般完整、不太完整、极不完整”描述依次对应转化为“5，4，3，2，1”	/	/

注：“1”代表不适用此项。

2）评价指标权重

连续型数据的权重通过粗聚类和精细聚类两步获取，计算每个样本对每个聚类中心的隶属度，再获得每个聚类中心分数结果，该结果即为其权重值。粗聚类和精细聚类分别通过 C 均值（C–means）聚类算法和模糊 C 均值（Fuzzy C–means）算法实现。离散数据的权重通过计算离散值出现次数在总体数据个数的占比，得出离散值分数，以该数据值作为其权重值。

连续型数据的权重

（1）粗聚类。

采用 C–means 聚类算法将数据聚成 K 类。本研究中将 K 取值为 3，其损失函数计算公式如下。

$$J(c,x)=\sum_{j=1,i=1}^{m}\|x_i-c^{x_i}\|^2$$

其中，c 指聚类中心，x 指样本数据，$\|x_i-c^{x_i}\|$指样本数据 x_i 对聚类中心 c^{x_i} 的距离。

（2）精细聚类。

隶属度矩阵：以 C–means 聚类的结果为初始化条件，进行 Fuzzy C–means 聚类，计算每个样本对每个聚类中心的初始隶属度矩阵，算法公式如下。

$$d_i^j=\|x_i-c_j\|^2$$

$$Max_i=\max(d_i)$$

$$u_{ij}^{'}=\frac{Max_i-d_i^j}{\sum_{k=1}^{k}(Max_i-d_i^k)}$$

其中，d_i^j 指样本数据 x_i 与聚类中心 c_j 的距离，Max_i 表示样本数据 x_i 与所有聚类中心距离的最大值，$u_{ij}^{'}$ 表示初始化的样本数据 x_i 对聚类中心 c_j 的隶属度。

迭代更新：Fuzzy C–means 聚类法不断迭代更新聚类中心和隶属度矩阵，直至损失函数取最小值或者满足一定的条件时，其聚类中心和隶属度矩阵为最终的聚类结果，公式如下。

$$\mathrm{J}(U,C)=\sum_{i=1}^{n}\sum_{j=1}^{k}(u_{ij})^m\times\|x_i-c_j\|^2$$

$$u_{ij}=\frac{1}{\sum_{k=1}^{k}\left(\frac{\|x_i-c_j\|}{\|x_i-c_k\|}\right)^{\frac{2}{m-1}}}$$

$$c_j=\frac{\sum_{i=1}^{n}u_{ij}^m\times x_i}{\sum_{i=1}^{n}u_{ij}^m}$$

其中，m 表示模糊系数，u_{ij} 表示样本数据 x_i 对其聚类中心 c_j 的隶属度，$\|x_i - c_j\|$ 表示样本数据 x_i 与其所属聚类中心 c_j 的距离。

（3）计算连续型数据的权重值。

计算出连续数据聚类中心得分，分为两步：①计算所有样本对每个聚类中心的隶属度之和占隶属度总和的比例；②根据第二标志位区分正向评分和反向评分得出具体分数。公式如下。

$$R_j = \frac{\sum_{k=0}^{n} u_{kj}}{\sum_{k=0}^{n}\sum_{l=0}^{m} u_{kl}}$$

$$S_i^{正} = \left(\sum_{k=1}^{j-1} R_k + \frac{R_j}{2}\right) \times 100$$

$$S_i^{反} = \left(1 - \sum_{k=1}^{j-1} R_k - \frac{R_j}{2}\right) \times 100$$

其中，R_j 表示所有属于聚类中心的隶属度之和与隶属度总和之比，$S_i^{正}$和$S_i^{反}$分别表示正向评分和反向评分，R 满足条件$\sum_{j=1}^{k} R_j = 1$。

离散型数据的权重

计算每个离散数据的出现次数比总体数据个数。

$$R_i = \frac{count_i}{\sum_{k=1}^{n} count_k}$$

其中，$count_i$ 表示样本数据 x_i 出现的次数，R_i 表示样本数据 x_i 的出现次数 $count_i$ 占总体数据出现次数的比例。

以 R_i 为基础进行计算，根据数据第二标志位区分正向评分和反向评分，计算离散数据得分公式如下。

$$S_i^{正} = \left(\sum_{k=1}^{j-1} R_k + \frac{R_j}{2}\right) \times 100$$

$$S_i^{反} = \left(1 - \sum_{k=1}^{j-1} R_k - \frac{R_j}{2}\right) \times 100$$

对于正向评分的数据，聚类中心的数值越大得分越高；反向打分的数据则相反。

3）计算中成药品种综合评价评分

A. 计算中成药品种综合评价指标原始评分

根据打分权重计算每条评价指标细则数据的具体得分。

连续数据：结合第二标志位的正向评分和反向评分两个特征，对于正向打分的数据，数值越大则得分越高，反向打分的数据则相反，给分规则如下。

$$Score_i^{正} = \begin{cases} \dfrac{x_i}{c_1} \times S_1 \ , & x_i < c_1 \\ S_i + (S_j - S_i) \times \dfrac{x_i - c_i}{c_j - c_i} \ , & c_i \leqslant x_i \leqslant c_j \\ S_n + (100 - S_n) \times \dfrac{x_i - c_n}{x_i} \ , & x_i > c_n \end{cases}$$

$$Score_i^{反} = \begin{cases} S_1 + (100 - S_1) \times \dfrac{(c_1 - x_i)}{c_1} \ , & x_i < c_1 \\ S_i - (S_i - S_j) \times \dfrac{x_i - c_i}{c_j - c_i} \ , & c_i \leqslant x_i \leqslant c_j \\ S_n - S_n \times \dfrac{x_i - c_n}{x_i} \ , & x_i > c_n \end{cases}$$

其中，s_i 为对应聚类中心 c_i 的得分，c_1 表示数值最小的聚类中心，c_n 表示数值最大的聚类中心，x_i 表示样本数据。

对于离散数据，同样分了正向打分和反向打分两种规则，对于正向打分的数据数值越大则得分越高，反向打分的数据则相反。

离散数据：给分规则如下。

$$Score_j = S_j \quad if \ \ x_j = X_j$$

其中，S_j 为对应离散值 X_j 的得分。

在计算离散数据的得分时，只需要返回打分权重中相应的离散值的分数。

B. 计算中成药品种综合评价指标加权得分

通过使用前期层次分析法构建出的三级指标权重值，逐级对原始得分数据进行加权。加权得分计算公式如下。

$$S_i' = \sum W_3 \times S_i$$

$$S_i'' = \sum W_2 \times S_i'$$

$$S_{final} = \sum W_1 \times S_i''$$

其中，s_i 是药品的原始得分数据，S_{final} 是三级权重加权之后的药品得分，S_i'、S_i'' 是计算的中间结果，W_1、W_2、W_3 分别表示三级权重。

由于评价细则较多，选取部分维度评价细则作为示例展示。连续型数据结果及打分权重见图 3.1，离散型数据打分权重见图 3.2。

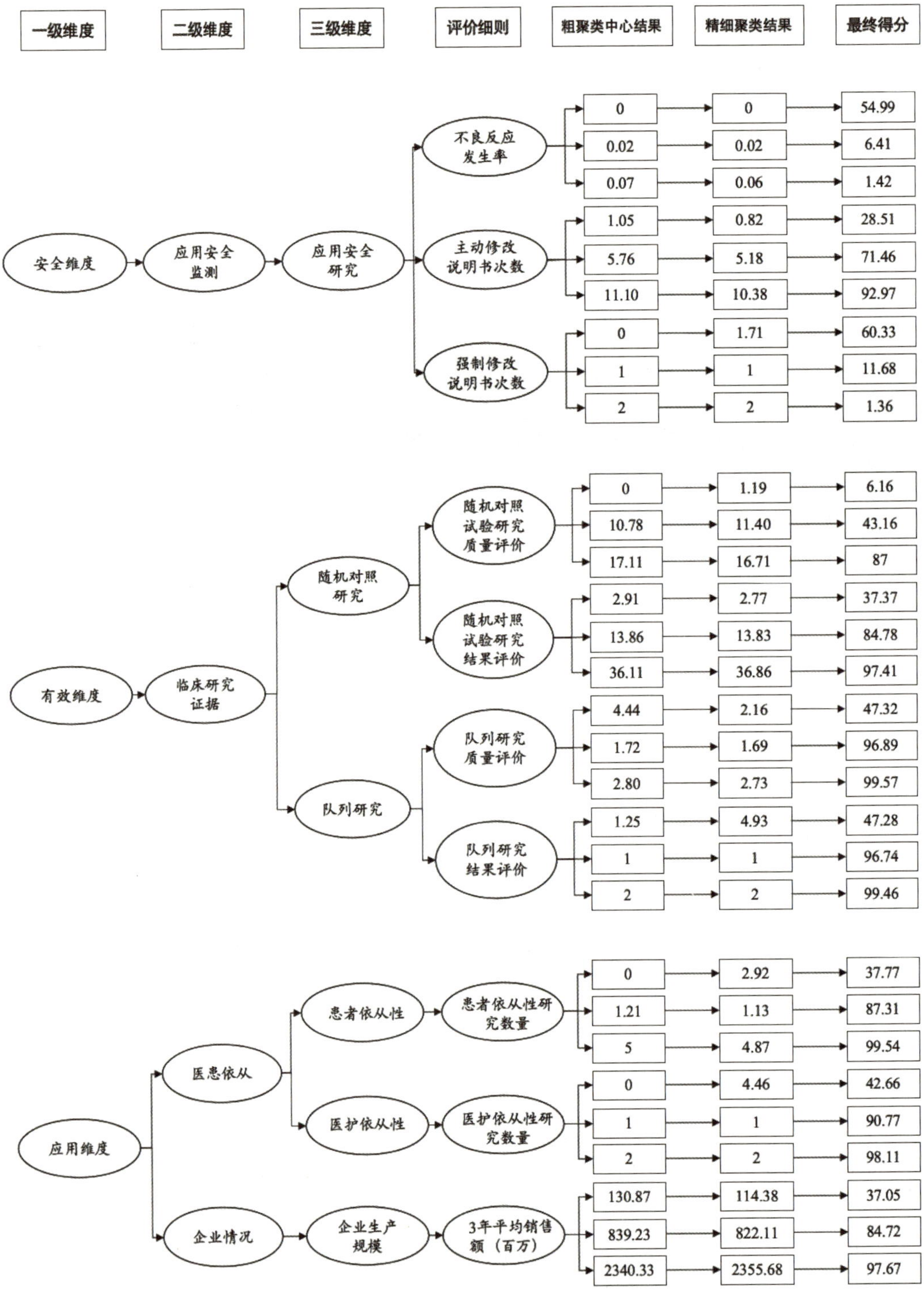

图 3.1　连续型数据聚类结果及打分权重（a）

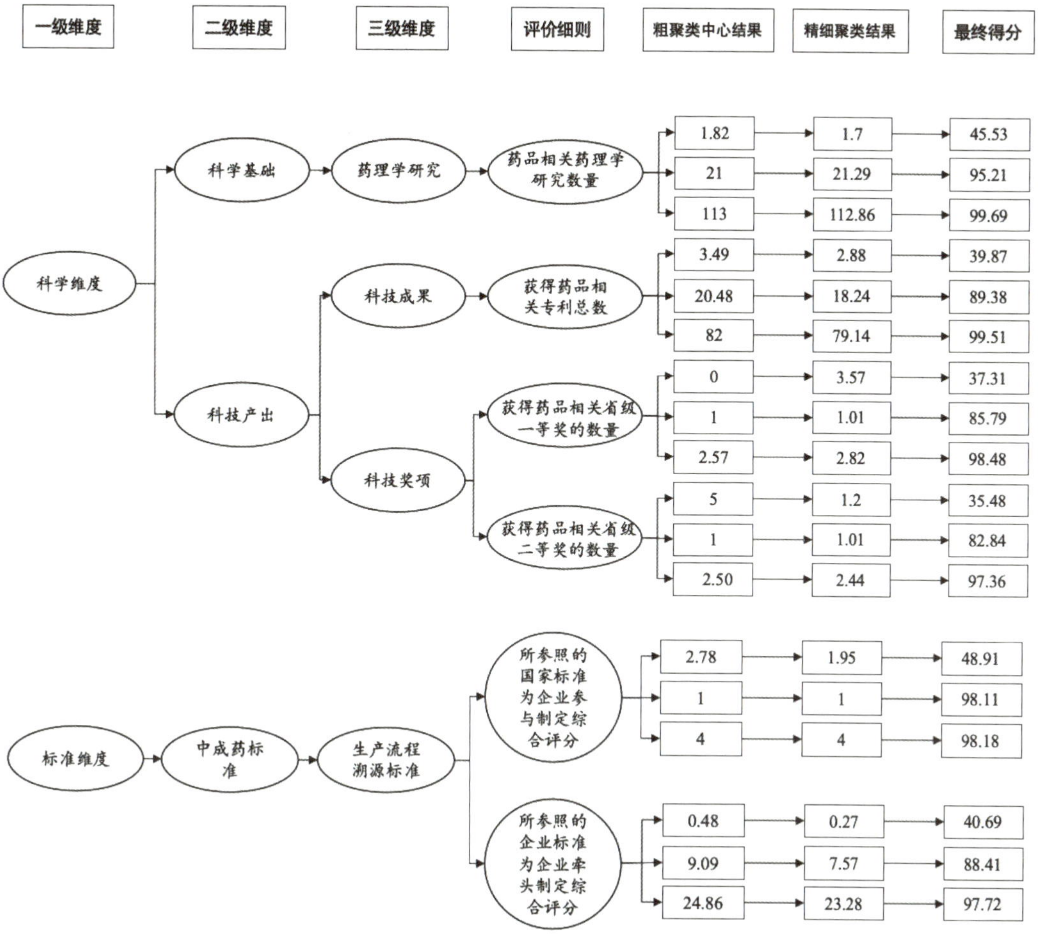

图 3.1　连续型数据聚类结果及打分权重（b）

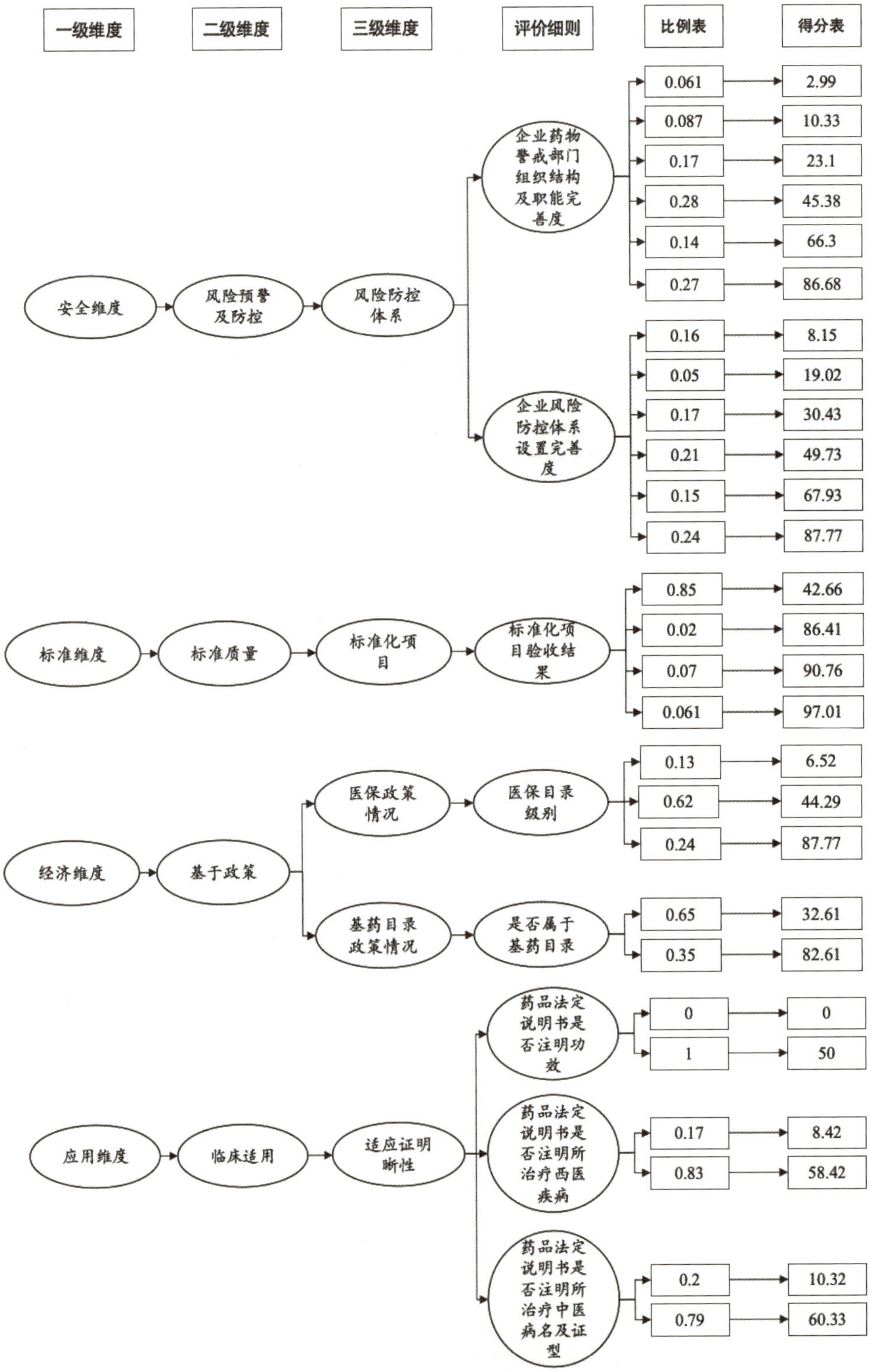

图 3.2　离散型数据聚类结果及打分权重

中成药品种综合评价总分

经过三级权重加权之后即可得到中成药品种综合评价总分，并进行中成药品种的排序，以及对其在安全、有效、经济、应用、科学、标准 6 个维度的表现情况和优劣势进行分析和解读。

3. 总结与讨论

构建同时满足不过度依赖专家判断又重视和借鉴专家知识的评价模型或算法工具，对于提高中成药综合评价结果的客观性和科学性，以及减少评价的主观偏倚具有重要意义。当前在综合评价过程中，大多数研究仍主要依赖专家判断方法来进行最终评价结果的测算。主要表现为：一是每个评价条目选用专家主观打分方式计算数值，二是将主要评价条目的原始数据全部选择人为划分为几个等级。以上两种方法均属于专家经验发挥了决定性作用，而这存在很大弊端。首先，过度依赖专家经验，存在不同专家对同一问题有不同看法和判断的可能，导致评估结果不一致或不可靠。其次，专家判定法的评估结果取决于专家的数量和质量。如果专家数量较少或质量不高，也会使评估结果的可靠性和准确性会受到影响。而仅仅依赖信息数据的测算，又容易无法准确理解条目含义或重要性，从而导致对结果测量出现较大误差。且由于中医药具有丰富的使用时长、使用经验等特点，评价结果涉及的每一环节均需专家智慧指导。

因此，本研究构建了基于知识引导和数据驱动的 EDCEM-CPM 模型，以客观采集和处理评价原始数据为主，尽可能减少中间二次转化和人为划分评判标准。同时又发挥了专家经验的作用，采纳专家指导意见。这使评价结果更加接近和符合评价对象特点，这样的评价方法更适用于中医药的评价，也更符合中医药的基本特点。且该评价方法及其权重结果会随着数据集的增多而不断更新，结果也会不断优化，更加贴切综合评价的理念。

参考文献：

[1] 温浩，王巍力，张海力，等 . 多维度多准则中成药综合评价技术指导原则解读：评价模型的建立 [J] . 中国循证医学杂志，2022，22 (10)：1196-1200.

[2] 郭亚军 . 综合评价理论方法与拓展 [M] . 北京：科学出版社，2012.

[3] SAATY T L. The Analytic Hierarchy Process: Planning, Priority Setting, Resource Allocation [M] . New York: McGraw-Hill, 1980.

第三节　中成药综合评价流程

评价流程的规范直接影响评价的质量和结果的可信度。因此，构建规范化的中成药综合评价流程十分重要。开展评价工作前需完成对评价人员的规范化培训，确保评价过程的统一、规范。

在前期文献调研的基础上，参照国内外药品综合评价流程，经专题小组讨论后确定中成药综合评价的规范化流程主要分“6+1”步进行。

一、组建评价工作小组

由具有临床医学、循证医学、统计学等专业背景的人员组成专家指导小组、评价工作小组等不同小组，负责方案设计、项目执行、质量控制、方法学、证据检索及评价、数据治理。

二、主动或被动获取证据资料

根据中成药的剂型、适应证、儿童用药、传统老药等类别不同，遴选出系列中成药品种进行评价。由评价工作小组人员对资料进行主动采集，不能获取的数据信息可通过联系药品生产企业提供等方式获取。

三、数据采集与审查

基于证据的中药品种评价数据申报材料，遵循公开透明、证据优质的原则，由相关中药品种的生产企业按照数据申报规范，主动在“多维度多准则中成药综合评价数据平台”（网址：http://drug.stctcm.com）逐一进行数据申报材料提交。

申报材料提交后，由技术评价组人员背对背平行交叉对申报材料的规范性、真实性等进行审查。同时设定证据资料纳排标准，优先选择相关评价维度中具有代表性的高质量证据作为证据支持依据。

四、数据提取与处理

依托“多维度多准则中成药综合评价数据平台”进行数据管理、归一化处理等。可量化数据采用国际通用的循证评价方法，如 ROB、AGREE Ⅱ 等对证据进行评价与处理；不可量化数据选用专家背对背评审方式，如理论基础部分。

五、量化评价与结果校验

采用 EDCEM–CPM 评价模型（具体方法步骤参见第二节），对数据进行统计分析，形成综合评价结果，并按疾病领域不同，随机抽取其中的 10%，依据专家经验对评价结果校正。完成数据统计分析，形成最终综合评价结果。

六、评价结果更新转化

为保证评价结果的时效性，制定评价结果动态更新计划和程序。更新理由包括中成药相关新的高质量证据资料的产生、中成药综合评价指标体系自身更新优化等。同时，推进综合评价结果为卫生医疗决策提供证据支持，力促研究成果的转化与应用。

七、质量控制

此外，在评价过程中，建立了一套“事前—事中—事后”全流程质控的模式。事前，参与工作人员签署信息保密协议、制定评价技术规范（SOP）、对人员开展培训等。事中，使用“多维度多准则中成药综合评价数据平台”采集数据信息，数据提供企业和评价团队无接触，确保评价过程和结果无利益相关性。同时通过双盲平行提取和处理数据、选用国内外公认的评价量表及准则、信息平台规范采集数据、高年资专业人员复核等方式进行评价流程质量控制。此外，设立质量核查组和工作模式（先后开展质量核查 3 次）。事后，采用统一存档、评价资料可查、交叉复审等方式，保证评价标准一致、过程规范和结果可信。具体见图 3.3。

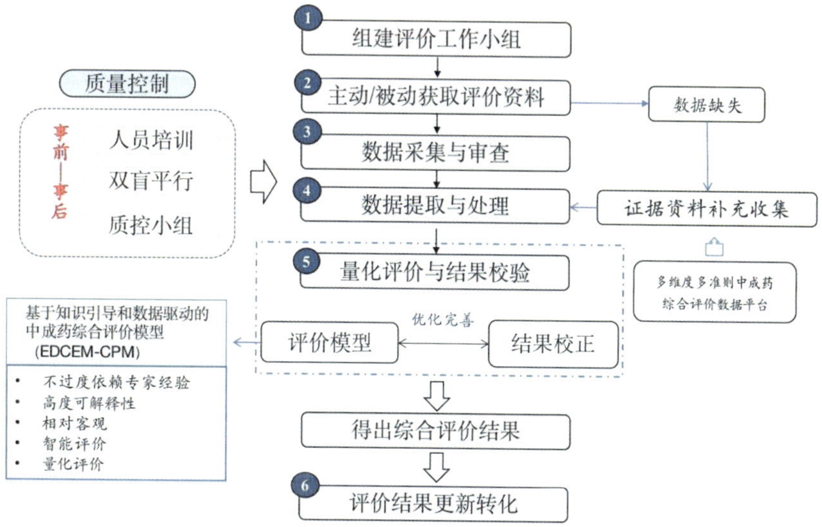

图 3.3　中成药综合评价流程质量控制图

第四节　中成药综合评价报告清单

报告清单是报告规范的一种，规定了某种类型研究报告的标准化格式。报告清单在一定程度上有助于减少研究结果的报告偏倚，提高研究报告的质量，便于降低读者的阅读难度，有利于研究方法的复制和推广，从而推动具有价值的研究成果运用到实践中。鉴于当前中成药综合评价报告存在结果报告不全面、评价过程不清晰、利益相关信息不明等问题，项目组研究并发布了中成药综合评价报告清单（preferred reporting items for comprehensive evaluation of Chinese patent medicines，PRICE-CPMs），专门用于指导中成药综合评价报告的撰写，以促进评价过程的公开展示，提高评价结果的可信度，推动中成药综合评价更好地设计和实施。

一、制定方法与过程

PRICE-CPMs 形成过程共分为 5 个阶段：① 初始阶段：组建工作组，通过文献调研分析研究现况和基本要素，初步确定清单条目，并设计专家问卷；② 德尔菲法实施：采用两轮德尔菲问卷调查，起草报告清单；③ 专家委员讨论会：就存疑或新增条目是否采纳展开讨论，审核修订清单条目；④ 讨论会后：统计分析专家意见结果，确定清单条目并公开发布；⑤ 报告清单发布后：通过组内意见征集和头脑风暴法，制定推广和更新计划（研究流程见图 3.4）。

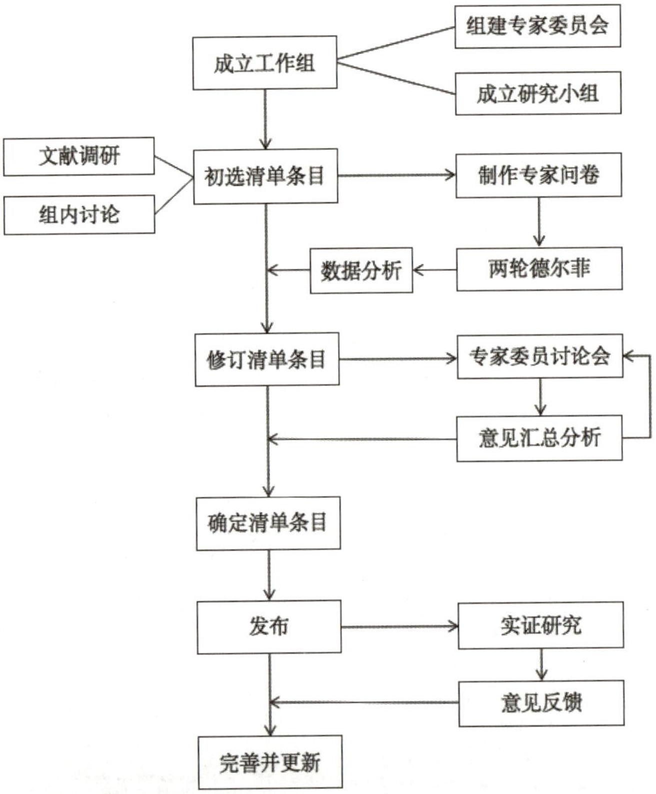

图 3.4　PRICE-CPMs 制定流程图

二、研究结果

（一）成立工作组

根据研究需求组建研究小组与专家委员会两个工作组。

研究小组：研究小组 10 名由具有中医学、循证医学、中西医结合、统计学、中药学基础的研究人员组成。研究小组成员需符合以下遴选标准：① 从事过中医药类综合评价研究工作；② 参与中成药综合评价报告规范的培训工作；③ 具有中英文文献阅读能力。

专家委员会：专家组由 1 名组长和 20 名组员组成。专家组成员需符合以下遴选标准：① 组长应由一名兼具权威性、专业性的中医临床专家（方法学）担任；② 应包含中成药相关的不同专业领域；③ 应具有中级及以上职称。专家基本信息见表 3.7。

表 3.7　专家基本信息

专家基本信息	结果	占比（%）
工作年限		
	14.29±10.20	—
技术职称		
高级职称	17	80.95
中级职称	4	19.05
专业领域		
循证医学	6	28.57
报告规范制定	2	9.52
统计学	2	9.52
中西医临床医生	4	19.05
药学	1	4.76
流行病学	2	9.52
医学编辑	2	9.52
中医药信息	1	4.76
药物经济学	1	4.76

（二）PRICE-CPMs 基本要素

1. PRICE-CPMs 基本特点

PRICE-CPMs 是基于中成药基本特点，既可以用于中成药综合评价方案设计实施、撰写的结构化参考工具，又可以用于对已有中成药综合评价报告质量评价的一种客观、可定量的质量评价工具，具有条目表述规范、无歧义、整体内容系统全面、领域间逻辑清晰、条目整合有序、结构清晰明了、使用简便易行等特点。

2. PRICE-CPMs 基本内容和结构

PRICE-CPMs 共分为评价内容（评价领域、评价条目和子条目）、评价结果、判断依据（即页码）3 个部分。

1）评价内容

PRICE-CPMs 共包括 6 个领域、21 个报告条目、72 个子条目。各领域间互相独立，但其内容具有连贯性，各条目和子条目密切关联。具体内容参见项目组另行发布的“PRICE-CPMs”。

2）评价结果

当其作为自查清单或质量评价工具使用时，结果分为“完全报告”“部分报告”“未报告”和“不适用”4 项。根据报告中内容是否符合 PRICE-CPMs 所要求部分，进行结果判定，见表 3.8。

表 3.8　评价结果及评价标准释义

序号	评价结果	释义
1	完全报告	完全满足报告清单条目标准，全部覆盖其中要求内容及要点
2	部分报告	部分达到报告清单条目标准，只报告其中部分内容及要点
3	未报告	没有报告清单条目中规定内容及要点
4	不适用	所设置条目不符合待评价报告情形

3）判断依据

即做出结果评判的主要依据，将其页码或对应的原文内容标记在“页码”栏。

（三）PRICE-CPMs

经两轮专家问卷，统计分析结果后，制定出 PRICE-CPMs，具体内容见表 3.9。

表 3.9　中成药综合评价报告清单（PRICE-CPMs）条目

清单条目 / 主题	评价子条目
领域 1：综合评价范围和目的（3 个条目，8 个子条目）	
1. 标题 明确体现出研究对象及主题	☐ 1a 评价药品名称 ☐ 1b 主要评价病证（如适用，仅对药品的单一疾病和 / 或证型进行评价） ☐ 1c “综合评价报告”或“综合评价”或其他能体现综合评价含义的字样
2. 评价对象（中成药品种） 清晰阐释评价对象特征	☐ 2a 药品名称、生产企业、生产批准文号、上市时间、药品类型（OTC、非 OTC，或双跨品种）等 ☐ 2b 功能主治、适应证 ☐ 2c 不良反应、禁忌证 ☐ 2d 药物组成或成分（保密品种除外）
3. 病证适宜范围 阐明药品适用病证范围的流行病学特征和疾病负担等	☐ 3a 病证范围流行病学特征和疾病负担等（非必填）
领域 2：综合评价方法规范性和透明度（5 个条目，18 个子条目）	
4. 评价工作组 报告所有参与综合评价全过程的工作组成员信息、承担角色等	☐ 4a 工作组成员姓名、年龄、性别等 ☐ 4b 工作组成员工作年限及技术职称等 ☐ 4c 从事研究方向或专业领域 ☐ 4d 工作机构名称 ☐ 4e 工作组内承担角色或担任的工作任务 ☐ 4f 工作组成员遴选原则、组建过程等
5. 资料收集 报告资料收集方式和收集策略	☐ 5a 资料来源（工作组主动从公开资源获取和 / 或评价药品生产企业被动提交） 如从公开资源获取数据，应报告： ☐ 5a1 资料来源数据库（如中国知网（CNKI）、PubMed 等数据库） ☐ 5a2 检索策略（包括检索词、检索流程等） 如由企业提交未公开数据，应报告： ☐ 5a3 未公开数据包含的内容（如企业规模、参引标准等） ☐ 5a4 未公开数据的来源、报告机构及相关证明（第三方委托研究机构等） ☐ 5b 资料收集策略（如单人 / 双人收集，意见分歧时如何处理等）
6. 资料筛选和数据处理 报告资料筛选原则和数据提取、管理和评价的方式	☐ 6a 资料筛选原则（如资料纳排标准、证据优选标准） ☐ 6b 资料筛选和数据处理方式（如人员培训、双盲平行录入、分歧处理方法等） ☐ 6c 数据管理方式（如数据管理依托平台或软件等） ☐ 6d 数据评价工具及其出处（如随机对照研究质量评价 ROB 工具等）

续表

清单条目 / 主题	评价子条目
7. 资料评价与结果形成 报告资料整合与形成结果的过程方法	□ 7a 详细描述数据处理或整合所用的模型测算等统计学方法 □ 7b 综合比较不同资料的结果 □ 7c 分维度定义研究的主要结局指标和次要结局指标（适用维度强制报告）
8. 综合评价意见形成 报告基于资料整合结果形成综合评价意见过程和方法	□ 8a 综合评价意见形成的决策依据及内容 □ 8b 资料整合结果与综合评价意见的相关性（如综合评价意见受到资料整合结果及其质量的影响） □ 8c 详述专家共识方法和流程（包括方法、达成一致意见标准等）
领域 3：综合评价意见的完整性和清晰性（8 个条目，30 个子条目）	
9. 安全维度评价结果 如实报告关于药品安全维度评价结果，全面清晰涵盖评价要点	□ 9a 应用安全监测结果，至少包含：① 药品相关不良反应（事件）发生率、症状表现、发生原因和机制；② 不良事件或风险通报；③ 抽检情况；④ 说明书修订等 □ 9b 风险预警及防控情况，至少包含：对药品① 风险预警研究结果；② 设置药物警戒部门和风险防控体系情况（分开论述）及其内部合理性、规章制度规范性等方面 □ 9c 用药指导及教育情况，至少包含：① 说明书中相关安全信息论述；② 药企直接或委托专业人员对用药主体开展的相关安全教育培训情况等方面 □ 9d 实验室研究情况，至少包含：药品上市后① 稳定性研究；② 不良反应机制研究结果等方面 □ 9e 缺项的条目或内容报告为“未获取到资料”（如适用）
10. 有效维度评价结果 如实报告关于药品有效维度评价结果，全面清晰涵盖评价要点	□ 10a 综合证据，至少包含：关于药品在其说明书主治范围内开展的① 临床实践指南或专家共识；② 卫生技术评估报告；③ 系统评价或 Meta 分析等研究的疗效结局及证据质量等的评价 □ 10b 原始研究证据，至少包含：关于药品在其说明书主治范围开展的① 随机对照研究；② 队列研究；③ 病例系列；④ 个案报告；⑤ 真实世界研究等研究的疗效结局及证据质量等的评价 □ 10c 缺项的条目或内容报告为“未获取到资料”（如适用）
11. 经济维度评价结果 如实报告关于药品经济维度评价结果，全面清晰涵盖评价要点	□ 11a 基于文献，至少包含：药品的药物经济学评价中关于药品经济性的研究结果 □ 11b 基于政策，至少包含：药品是否在① 国家基本医疗保险目录药品（如有，注明级别）；② 基药目录中的情况 □ 11c 缺项的条目或内容报告为“未获取到资料”（如适用）

续表

清单条目 / 主题	评价子条目
12. 应用维度评价结果 如实报告关于药品应用维度评价结果，全面清晰涵盖评价要点	□ 12a 临床适用，至少包含：① 药品说明书适应证是否表述明确；② 国内外推广应用的广泛性情况等 □ 12b 医患依从，至少包含：对药品在临床使用中① 医护依从性；② 患者依从性的结果评价 □ 12c 标签合规，至少包含：对药品① 说明书信息；② 内标签；③ 外标签信息是否符合国家规定性文件要求及描述是否清晰、完整等的评价 □ 12d 企业情况，至少包含：① 企业信用评级；② 近 3 年关于待评价药品的年度销售额等 □ 12e 应用创新，至少包含：药品① 主治疾病范畴是否为国家重点或次重点病种；② 主要用药人群；③ 中药保护品种；④ 国家保密品种等 □ 12f 缺项的条目或内容报告为“未获取到资料”（如适用）
13. 科学维度评价结果 如实报告关于药品科学维度评价结果，全面清晰涵盖评价要点	□ 13a 理论基础，至少包含：药品① 理论来源；② 组方原理等的论述及评价 □ 13b 研究基础，至少包含：药品① 药理学研究；② 毒理学研究；③ 药物制剂研究等的评价 □ 13c 科技产出，至少包含：药品相关① 科研项目（如来源、级别等）；② 科技成果（如中文核心期刊、SCI、专著、专利等）；③ 科技奖项（如来源、级别等） □ 13d 缺项的条目或内容报告为“未获取到资料”（如适用）
14. 标准维度评价结果 如实报告关于药品标准维度评价结果，全面清晰涵盖评价要点	□ 14a 中成药标准，至少包含：对中成药整个① 生产流程溯源标准；② 质量控制标准的参照情况评价等 □ 14b 中药材标准，至少包含：每个药物组成涉及的中药材的整个① 生产流程溯源标准；② 质量控制标准的参照情况评价等 □ 14c 中药饮片标准，至少包含：每个药物组成涉及的中药材加工为中药饮片的整个① 生产流程溯源标准；② 质量控制标准的参照情况评价等 □ 14d 标准质量，至少包含：药品上市后① 中成药、中药饮片、中药材 3 个方面参照标准质量升级次数；② 参与中药标准化项目评级结果及排名等方面的评价 □ 14e 缺项的条目或内容报告为“未获取到资料”（如适用）
15. 关键意见概要 分维度全面论述 6 个维度的综合评价结果，重点突出，意见、结果醒目	□ 15a 分维度概述关键意见 □ 15b 结果醒目突出呈现方式（如关键意见加粗等）

续表

清单条目 / 主题	评价子条目
16. 评价结果有据可依 清晰报告支持评价结果的对应证据资料	□ 16a 证据资料与评价结果相对应 □ 16b 证据资料概要表（如果适用，可呈现于附录中）
领域 4：综合评价结果的应用转化（2 个条目，6 个子条目）	
17. 发展对策与建议 依据综合评价结果，分析评价对象（中成药品种）特点，给予中成药质量及证据提升的对策与建议	□ 17a 药品临床应用优势、临床定位分析 □ 17b 药品应用局限性和（或）风险分析 □ 17c 药品质量提升方法建议（如提升方向、研究方法等）
18. 应用场景 对目标受众群体给予建议	□ 18a 对于医疗卫生决策者或医院卫生机构管理者在采购或制定关于该药品的相关政策的意见和建议 □ 18b 对患者、医生等用药群体在使用该药品时的要点和应用范围给予建议 □ 18c 对患者、医生等用药群体在使用该药品时的风险及注意事项给予提示
领域 5：评价过程的独立性（2 个条目，8 个子条目）	
19. 资金支持情况 描述该综合评价项目的资助来源和其他支持，以及资助者在完成该评价报告中所起的作用	□ 19a 如实报告项目资助情况，并声明项目资助来源是否影响研究结果 □ 19b 项目资助类型或项目编号等 □ 19c 项目资助来源是否来自评价对象的生产企业或与其利益相关（如适用） □ 19d 资助者在完成该评价报告中所起的作用
20. 利益相关声明 团队成员是否有利益冲突的声明	□ 20a 综合评价项目工作团队成员与评价对象之间是否存在利益相关 □ 20b 各团队成员间是否存在专业上的利益冲突 □ 20c 是否有利益冲突，利益冲突原因，利益冲突是如何影响综合评价结果的，以及解决或协调潜在利益冲突的方法（如适用） □ 20d 如不存在利益冲突，需报告无利益冲突声明
领域 6：评价方案的延续性（1 个条目，2 个子条目）	
21. 制定评价报告更新计划 评价报告制定更新计划，包括具体内容和可能原因	□ 21a 报告更新计划及具体内容（包括更新频率等） □ 21b 报告更新的可能原因（如因证据更新、评价结果颠覆等）

三、中成药综合评价报告清单解读

（一）综合评价范围和目的（领域 1）

为便于使用主体快速获得关于该项研究的基本信息，利于读者快速检索和筛选所需要的报告，应明确综合评价报告的范围和目的，于标题和报告正文开始前的背景或前言部分交代。

1. 标题（条目 1）

主要用于识别研究对象、目的和主题，包括所评价药品的名称（药品名 / 通用名）。如评价范围限定为单一疾病和 / 或证型，则标题中用规范性术语同时体现疾病或证型名称，如“X 药品治疗 X 疾病和 / 或 X 证的综合评价报告”。

2. 评价对象（条目 2）

即评价的中成药品种，阐述中成药基本信息，以便于读者直观了解药品特征，包括中成药生产企业、生产批准文号等产品信息，以及功能主治、不良反应等临床信息（来源于说明书或其他具有法律效力的规定）。

3. 病证适宜范围（条目 3）

为明确中成药临床定位，展示临床价值和优势，需描述其主治疾病的流行病学特征和疾病负担等，以评估中成药可解决的卫生问题和获益等。由于中成药具有适应证宽泛的问题，因此本条目仅适用于药品适用范围限定为治疗单一疾病和 / 或证型时阐述，如评价“X 药品治疗 X 疾病和 / 或 X 证”的情况。

（二）综合评价方法规范性和透明度（领域 2）

为提高综合评价结果的准确性和可信度，便于其他计划从事该项研究工作的人员参考或复制研究方法，以支持研究的再现性和有用性。

“提高卫生研究的质量和透明度的国际组织（EQUATOR）”强调，卫生研究报告中需报告具体使用方法及结果形成过程，以确保结果准确、完整和透明。PRICE-CPMs 的制定也应遵照这一原则，从工作组成立到数据整理和评价方法，再到如何形成综合评价结果，对全过程的关键环节、关键技术等信息进行详细披露，以提高研究过程的透明度、结果的可信度和报告真实性。

1. 评价工作组（条目 4）

研究人员的学术水平、研究方向等是影响结果是否客观、科学的重要因素，也是用以评判利益冲突的重要依据。因此，应报告研究小组、专家组及其他所有具有实质性工作的人员的相关信息，包括遴选原则及组建过程，成员姓名、技术职称、研究方向、承担角色或任务等。

2. 资料收集（条目 5）

评价资料作为评价结果的最基础证据来源，应清晰报告其来源、收集方式和收集策略，是用以评估结果可信度的重要依据。根据评价资料来源于公开资源检索或是企业提供，视情况报告来源数据库、检索策略等。如采纳企业未公开发布或内部数据，应在相关部分注明，并声明有证据表明数据可信。

3. 资料筛选和数据处理（条目 6）

中成药综合评价将采用多种方法对评价对象多源数据进行系统综合和整合评价，是形成最终评价结果的重要一环。因此，应详细披露资料筛选原则和数据提取、管理和评价的方式，包括资料纳排标准或优选标准（如具有大量符合纳入标准的证据资料时，可能会出现）、确保结果可靠性的方法、数据处理方式和数据评价采用的工具及其出处等。

4. 资料评价与结果形成（条目 7）

结果评价过程与结果形成是综合评价的工作重点，应清晰报告资料整合、证据评价与结果形成的过程方法，包括模型测算等统计学方法。若过程中涉及多个结局时，应报告分维度定义研究的主要结局指标和次要结局指标，以及最终呈现的具体结果。

5. 综合评价意见形成（条目 8）

作为报告的最关键内容，应清晰描述形成综合评价意见的过程方法，如是否考虑患者意愿和偏好、医疗资源可及性等，并体现资料整合结果与评价意见相关性。若涉及专家共识形成意见，应详细描述具体方式、方法及共识意见一致的标准等。

（三）综合评价意见的完整性和清晰性（领域 3）

形成综合评价意见是开展对中成药综合评价的最终目的，故其结果要完整、清晰阐述。根据评价要点，逐条报告中成药在安全、有效、经济、应用、科学、标准六大维度的综合评价结果。对其中所涉及的所有研究结果或研究证据应进行如实报告，包括阴性结果。对于缺项的条目或内容，应报告“未获取到资料”。综合评价结果应系统、完整、清晰、醒目，推荐有概要式归纳。

1. 安全维度评价结果（条目 9）

药品安全直接关系患者生命安全，从“风险预防—实地监测—风险上报—风险处理—机制研究”的用药安全监管全链条关键环节开展安全系数综合评价十分必要。包括开展的药品相关安全性研究结局中药品不良反应发生情况分析，药企作为安全第一责任主体应负责的用药安全维护、预警措施等的完成度，国家有关监管部门对药品安全监管的结果等方面，应对其进行评价。

2. 有效维度评价结果（条目 10）

临床疗效是药品临床价值评判的核心内容。基于循证理念，强调证据类型的广泛性、全面性，包括原始研究证据和综合类研究证据结果，遵循“有效性数据产生—有效性数据结果—证据质量评级”的评价路径。注重证据与结果的精准对应，病证相应，按“疾病—证据类型—结局指标—结果—不同结果汇总”模式进行结果报告，并注意报告数据整合的方法，以此来综合评价中成药的临床疗效。

3. 经济维度评价结果（条目 11）

比较分析医药技术之间的经济成本和健康产出，评价中成药的经济价值，使其更好地为药物政策的制定提供决策证据支撑，设置该评价指标。药物经济学评价研究是用于识别、衡量和比较项目、服务或疗法的成本、风险和收益，并确定哪种替代方案对所投资的资源产生最佳的健康结果，故评价应从已有的药物经济学评价结果提取相关信息。医保或基药政策目录准入是经过多层级评估，一定程度上反应药品的包括经济价值、临床价值在内的多维度价值，故应对药品此方面表现进行描述。

4. 应用维度评价结果（条目 12）

药品的临床和市场应用价值是药品的重要属性。开展对中成药从“生产供应—临床使用”的全过程、多方位的量化评价很重要。应从适用证清晰性、临床应用广泛性、企业规模等方面来评估其供应是否持续稳定，临床使用是否能受到医患广泛关注和认可等。

5. 科学维度评价结果（条目 13）

药品的传统优势和科技价值是药品综合价值的重要体现。条目设置应考虑中成药从基于中医药传统理论到中医药现代科学研究的全周期变革，从理论基础、科学基础、科技产出角度评估中成药的传统优势及是否能用现代科学研究方法阐述其作用机制、机理等。

6. 标准维度评价结果（条目 14）

药品标准是企业生产的准绳，关系着药品的有效性和安全性，用以评价药品的质量控制水平。应从中药材加工至中药饮片再到中成药成品制作完成的生产加工全过程的各个环节展开评价。包括在 3 个环节的参照标准级别、来源，参与标准化项目情况等，评价其标准质量高低。

7. 关键意见概要（条目 15）

便于读者快速查看和掌握其在各维度的表现情况。应清晰、醒目、分维度呈现综合评价关键意见和结果，重点突出，可以选用加粗、文字斜体、下划线突出、制作关键意见概要表等方式。

8. 评价结果有据可依（条目 16）

用于佐证和便于大众监督评价结果的可信度和科学性等。应清晰描述支持评价结果的证据，使每一评价结果均有据可依。可在每个结果后随附详细证据资料，并标记数据来源，形式为证据概要表（可置附录）或记入参考文献等。

（四）综合评价结果的应用转化（领域 4）

研究的目的是应用，评价结果对于指导临床用药、辅助卫生决策、指导企业规范生产等方面具有重要意义。报告中应根据评价结果，考虑中成药优势、局限性、风险等方面结果，对使用主体的发展对策与建议及可能应用场景尽可能多地描述。对药品证据质量提升和风险应对等给予指导，以便更有针对性地向药品生产企业、患者、医生、医疗卫生决策者等提出建议和对策，提高综合评价结果应用转化和实用价值。

1. 发展对策与建议（条目 17）

为切实提高中成药质量，优化中医药的医事服务能力，应就如何提升中成药质量及证据质量可能方法等提出建议，还包括中成药临床应用优势、临床定位、应用局限和（或）风险分析等。

2. 应用场景（条目 18）

为使结果转化更有针对性和明确的应用范围，应对目标受众群体的受益和可应用场景及如何应用给予建议。如对患者、医生等用药群体在使用该药品时，或医疗卫生决策者等制定决策时，提出建议或提醒。

（五）评价过程的独立性（领域 5）

中成药综合评价工作涉及研究人员、药企人员、卫生决策人员等多个利益相关方，是影响综合评价结果的直接和重要因素，且存在于评价工作的各个阶段。因而应对工作中的资金支持情况和利益相关声明进行约束，并作为强制报告条目进行完整披露，以帮助了解和判断评价结果的客观性、公正性和可靠性，避免造成对中成药综合价值有益性被高估或隐藏而风险被低估，或结果倾向于资助来源的药企等负面影响。

1. 资金支持情况（条目 19）

用以识别是否存在潜在的经济利益冲突，从而影响了评价客观性和公正性。应如实报告项目资助情况，并声明项目资助来源是否影响研究结果等。

2. 利益相关声明（条目 20）

用以识别是否存在直接或间接的利益冲突情况，故应如实报告具体情况，并描述冲突来源、冲突类型及其是如何影响综合评价结果的等。如不存在利益相关，则应在恰当位置声明。

（六）评价方案的延续性（领域 6）

为保证中成药综合评价结果的一致性和时效性，同时便于读者定期或有目的性的追踪，需对结果进行更新和维护。因中成药的证据资料会随着时间推移而不断增加或证据质量有大幅度提升，且中成药综合评价指标技术体系也是不断优化的，故结果应是动态实时更新，具有延续性的，而非一次性评价。制定评价报告和证据更新计划，规定更新频率等具体计划，以及对报告更新的可能原因进行提前规划十分必要。

制定评价报告更新计划（条目 21）

为保证方案的延续性和结果的可靠性与时效性，应进行结果更新的计划和方案的制定，包括更新频率、更新原则等。

四、PRICE-CPMs 应用

根据待评综合评价报告是否符合 PRICE-CPMs 报告条目，在“□”处打“√”或“×”。如未发现符合条目的内容，需区分结果为“未报告”或“不适用”。如已报告，需区分结果为“完全报告”或“部分报告”，并在原文中找到相应页码或理由，填入“页码”栏。推荐将待评报告中原文相关的关键内容也一并录入，便于数据溯源。

使用时需注意以下要点：① PRICE-CPMs 给出中成药综合评价报告的推荐条目，只规定了评价结果报告的最低要求，而非最高标准；② 所推荐条目只是规定了中成药综合评价报告的关键要点，并非全部内容。使用者可根据中成药剂型、属性等的不同，在报告上有所侧重或增加报告内容，但不能缺项；③ 使用者需逐一对综合评价报告与 PRICE-CPMs 条目对照，如相关条目内容缺失，应如实报告。但不必严格按照 PRICE-CPMs 中所列顺序一一撰写，能在全文中找到有相对应的部分即可。

五、报告清单发布

针对专家意见有疑义，或提出的新修改意见，或未共识条目，召开专家委员讨论会，审查报告清单，逐条讨论。选用 R 软件进行统计分析，剔除不符合条目，经由专家委员会审核及多次修订，最终形成了涵盖 6 个领域、21 个报告条目、72 个子条目的 PRICE-CPMs，编制配套文本说明，并在期刊公开发布，具体内容登陆中国知网、万方数据库等数据库可查。

六、报告清单推广和更新

通过组内意见征集和头脑风暴法，制定该报告清单的推广和更新计划，包括计划译制英文版本，持续关注清单使用情况和意见反馈，不断更新和优化清单报告条目等计划。

七、总结

PRICE-CPMs 既是一个中成药综合评价报告质量评价工具，也是一个中成药综合评价报告撰写参照工具，为中成药综合评价报告提供了指导，有助于评价中成药综合评价报告的内部真实性和外部真实性，对于提高其报告质量具有重要作用。其评价条目设置在基于中成药特点的基础上，从开展中成药综合评价的各个要点考虑，设置了较为系统、全面、完整的报告清单，条目清晰、要点突出，便于研究者使用。

但该报告清单仍有需要改进的地方，如患者和药企人员作为报告清单的重要使用者，在制定时也应考虑在规避利益冲突的情况下，加入患者和药企人员的价值偏好等。此外，清单使用便利与否，各条目间适配性和相互独立性等，仍需在实证中验证、反馈和优化。

参考文献：

[1] 孙凤．医学研究报告规范解读［M］．北京：北京大学医学出版社，2015：2-3.

[2] 国际医学期刊编辑委员会．学术研究实施与报告和医学期刊编辑与发表的推荐规范［J］．中华肝脏病杂志，2014，22（10）：781-791.

[3] 姚亮，陈耀龙，王琪，等．病例报告的报告规范解读［J］．中国循证儿科杂志，2014，9（3）：216-219.

[4] WILLIAMSON P R, ALTMAN D G, BLAZEBY J M, et al. Developing coreoutcome sets for clinical trials: Issues to consider［J］. Trials, 2012, 13: 132.

[5] PLINT A C, MOHER D, MORRISON A, et al. Does the CONSORT checklist improve the quality of reports of randomised controlledtrials［J］. Med J Aust, 2006, 185(5): 263-267.

[6] SMITH B A, LEE H J, LEE J H, et al. Quality of reporting randomized controlled trials (RCTs) in the nursing literature: application of the consolidated standards of reporting trials (CONSORT). Nurs Outlook, 2008, 56（1）: 31.

［7］嵇承栋，朱琳懿，万悦竹，等．国际卫生技术评估机构协作网卫生技术评估报告清单解读［J］．中国循证医学杂志，2016，16（3）：369-372.

［8］李晶，胡晶，商洪才．临床研究文献质量评价工具介绍及其应用［J］．新乡医学院学报，2010，27（4）：410-412.

［9］MOHER D, SCHULZ K F, SIMERA I, et al. Guidance for developers of health research reporting guidelines［J］. PLoS Med, 2010, 7(2): e1000217.

［10］SHEA B J, GRIMSHAW J M, WELLS G A, et al. Development of AMSTAR: A measurement tool to assess the methodological quality of systematic reviews［J］. BMC Med Res Methodol, 2007, 7: 10.

［11］李兵，韩飞，王忠，等．多组学网络背景下方剂临床价值的考量［J］．中国中药杂志，2017，42（5）：848-851.

［12］张雪，张学敏．从长春长生疫苗事件看提高药品质量安全的重要性［J］．健康必读，2018（33）：295.

［13］张海力，焦丽雯，梁宁，等．基于综合评价方法的多维度多准则优势中成药综合评价指标体系构建研究［J］．中国中医基础医学杂志，2021，27（3）：403-406.

［14］刘国恩．中国药物经济学评价指南 2020［M］．北京：中国市场出版社，2020.

［15］JOLICOEUR L M, JONES-GRIZZLE A J, BOYER J G. Guidelines for performing a pharmacoeconomic analysis［J］. Am J Hosp Pharm, 1992, 49(7): 1741-1747.

［16］高志峰，林兰．药品检验中标准的有效性研究［J］．中国新药杂志，2017，26（3）：261-264.

［17］陈耀龙，王健健，詹思延，等．如何应对指南制订中的利益冲突［J］．协和医学杂志，2019，10（6）：685-691.

［18］MARILYN J F. Conflict of Interest in Medical Research, Education, and Practice［M］. Washington（DC）: National Academies Press（US）, 2009: 190-210.

［19］IANNONE P, MONTANO N, MINARDI M, et al. Wrong guidelines: why and how often they occur［J］. Evid Based Med, 2017, 22（1）: 1-3.

第五节　中成药综合评价平台使用及介绍

多维度多准则中成药综合评价数据平台（以下简称“平台”）由中国中医科学院中医临床基础医学研究所中成药综合评价课题组和北京五象健康科技有限公司共同研发。该平台建立在循证医学的基础上，同时也充分融入了中医基础理论，实现了中成药综合评价的现代医学理论与中医传统理论的有机结合。

一、平台介绍

平台包含用户端、管理端和专家评审端 3 个端口。

1. 用户端

用户端包含首页、药品管理、通知公告、问题咨询、系统设置 5 个界面。

首页界面包括项目总数、待提交项目数量、已提交项目数量、审核通过数量、系统消息等，以便用户能够全面了解自己提交的药品项目的总体情况。

药品管理界面是用户提交药品相关资料的主要界面。用户可以点击“新增药品”按钮来增添新的药品项目，所需填写的信息包括药品名称、剂型、国药准字号、药品生产厂家以及功能主治信息。新增药品项目后，用户可以选择“编辑”按钮进行药品项目基本信息的修改，或点击“填写”按钮来填写药品研究的数据内容，或选择“提交”按钮将药品数据正式提交，或通过点击“删除”按钮移除某一药品项目。

通知公告界面主要承担着信息传达的职能，为用户提供关于资料提交的各类重要提示和注意事项，确保用户在操作过程中能够充分理解并遵循规定。

问题咨询界面充当了用户与平台管理人员沟通的桥梁。如果在使用过程中遇到任何问题或疑问，用户可以通过这一界面直接向管理人员发出咨询。

系统设置界面包含密码修改和个人信息等，用户可以根据需要在此界面进行个人信息的查看和修改。

2. 管理端

管理端包含首页、药品管理、项目分配情况、通知公告、问题咨询、药企用户管理、评审专家、系统设置 8 个界面。

首页界面包括项目总数量、未审核项目数量、审核不通过数量、审核通过数量、审核占比数量和近一年数据提交情况，这些信息为管理人员提供了一个直观的总览，使他们能够快速地把握项目进展情况和历史数据提交概貌。

药品管理界面是管理员进行药品项目管理的核心界面。管理员可以通过点击“详情”按钮，获取药品的基础信息概览；通过点击“查看”按钮，可以深入浏览药品在六大评价维度上的详细研究数据；点击“审核”按钮，可对该药品项目进行初步审核，并提供相关的审核意见；通过点击“分配专家”按钮，能够将该药品项目分配给对应的专家进行更深层次地评审。

项目分配情况界面展示了每个药品项目所对应的专家分配详情。

通知公告界面是管理人员用于向用户发布通知和更新信息的专用区域。

问题咨询界面是管理人员接收并回应用户提出的问题或疑虑的专用区域。

药企用户管理界面是管理人员对用户账户进行全面管理的专用区域。

评审专家界面是管理人员对评审专家账号管理的专用区域。

系统设置界面包括数据提交等，管理人员可以设定和调整关于用户提交药品数据的时间参数。

3. 专家评审端

专家评审端包含首页、待评审项目和已评审项目 3 个界面。

首页界面包括项目总数、待评审项目总数、已评审项目总数、通知公告和系统消息，为评审专家提供了全面而直观的工作概览。

待评审项目界面与药品管理界面功能相似，在这个界面既可以查看中成药 6 个维度的详细研究内容，又能查看中成药数据处理后的评分情况。此界面为评审专家提供了评分功能，专家可以对目标中成药的总评分及各维度评分进行打分，并同时附上专业的评审意见。

已评审项目界面，在此界面评审专家可以详细查看已经完成评审的中成药的所有相关信息和评审情况。

多维度多准则中成药综合评价数据平台为中成药评价提供了一种全新的操作模式。通过用户端、管理端和专家评审端的有效互动，平台不仅为用户提供了便捷的药品信息提交和管理功能，同时也方便管理人员对药品项目的全面控制和评审专家的审核。

二、使用介绍

（一）账户注册登录

（1）用户输入网址 http://drug.stctcm.com 登录多维度多准则中成药综合评价数据

平台，点击下方的【免费注册】，如已注册的用户请直接登录（图 3.5）。

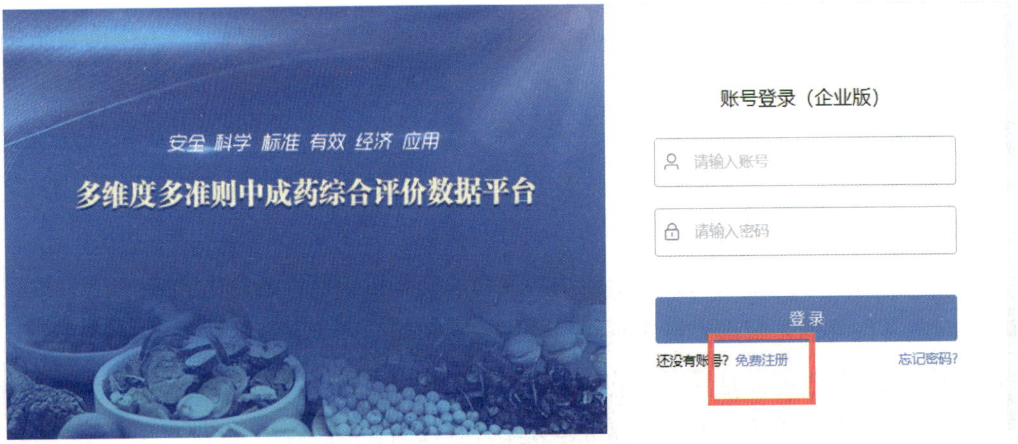

图 3.5　系统注册界面

（2）在注册页面填写企业基本信息，包括企业名称、负责人、手机号、验证码、账户密码，填写完成后点击确认进行提交（注：企业用户注册的账号需要经过管理员后台审核，审核通过后方可登录）。

（二）企业用户如何创建药品项目

（1）登录进入系统之后，点击左侧菜单栏中的【药品管理】，选中【新增药品】按钮，添加药品（图 3.6）。

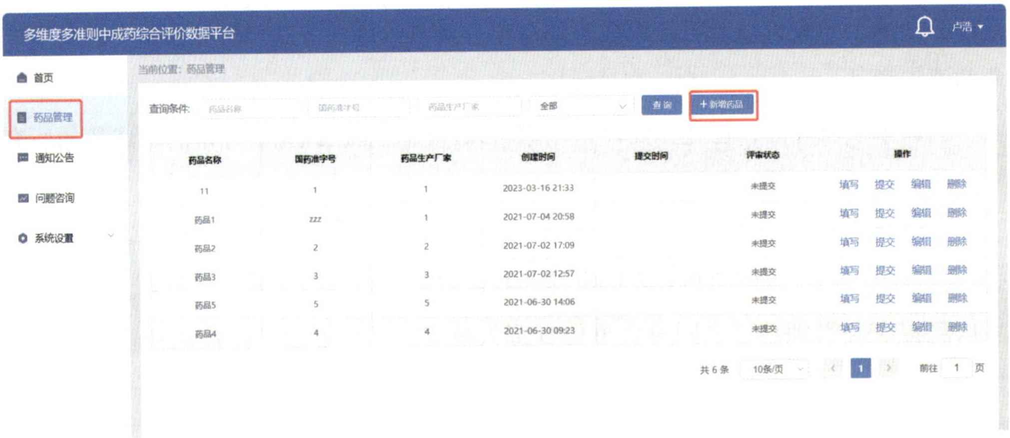

图 3.6　项目管理界面

（2）在弹出来的页面，填写药品名称、剂型、国药准字号、药品生产厂家、功能主治信息，填完之后点击【确定】进行保存，这时药品项目已创建完成（图 3.7）。

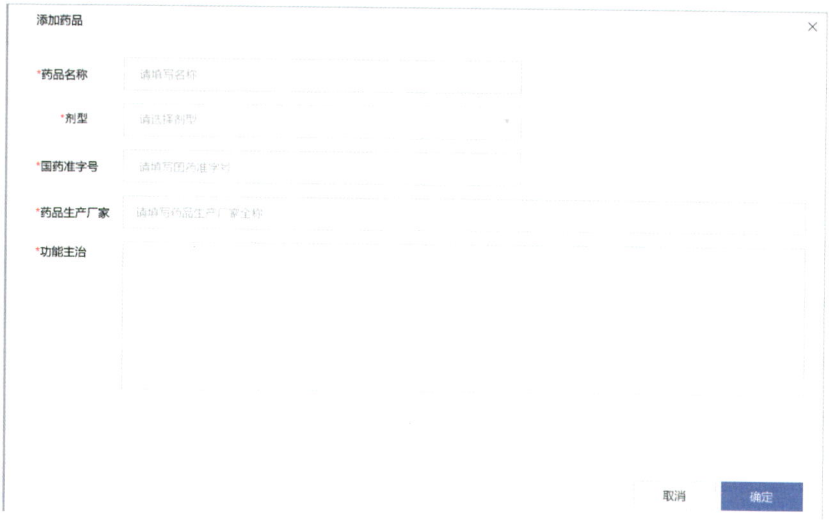

图 3.7　项目管理界面

（三）如何录入药品数据

药品研究数据的填写遵循多维度多准则中成药综合评价技术指导原则，具体涵盖了 6 个一级维度、20 个二级维度以及 48 个三级准则。这些条目的设置详尽地覆盖了中成药评价的全方位需求，为用户填写和提交药品相关研究内容提供了系统性和规范性的指引。

1. 安全维度

以填写【应用安全研究】数据为例（图 3.8，图 3.9，图 3.10）。

（1）创建完成项目后，点击项目后的【填写】。

（2）进入项目内容页，选择【安全】—【应用安全监测】—【应用安全研究】。

（3）点击【新增研究】按钮，在弹出的页面填写相应内容，填写完成后保存。

安全维度共包含 4 个二级维度、11 个三级准则，其他准则的填写方法与【应用安全研究】相同。

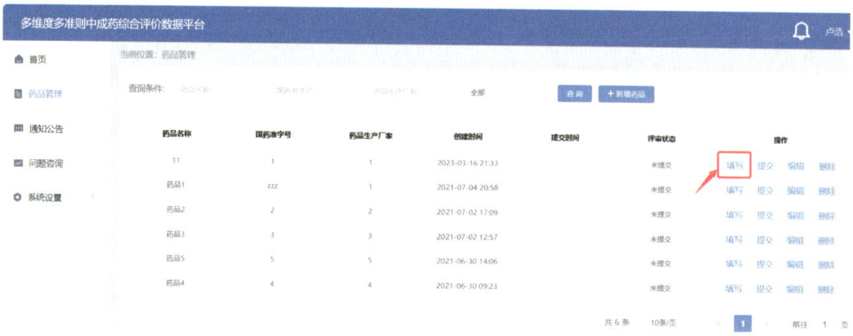

图 3.8　安全维度录入药品数据界面

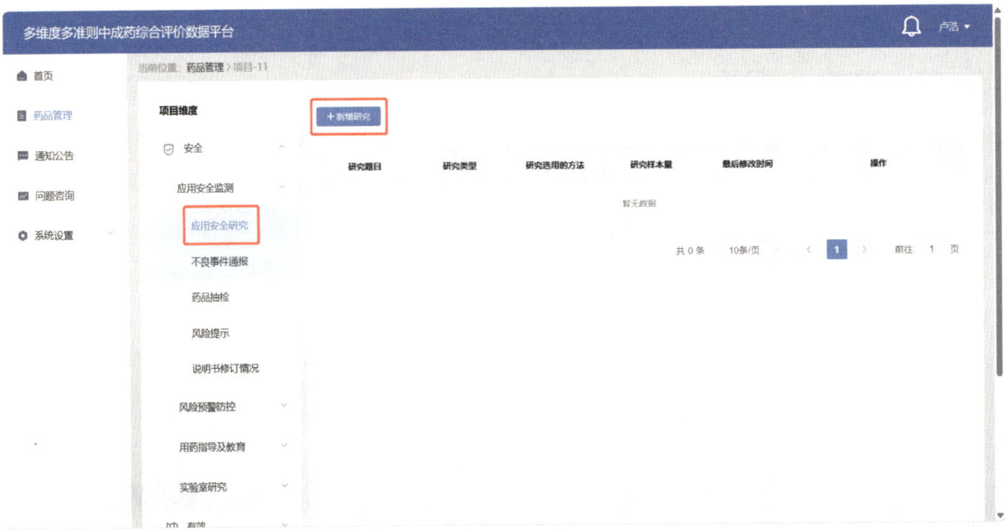

图 3.9　安全维度录入药品数据界面

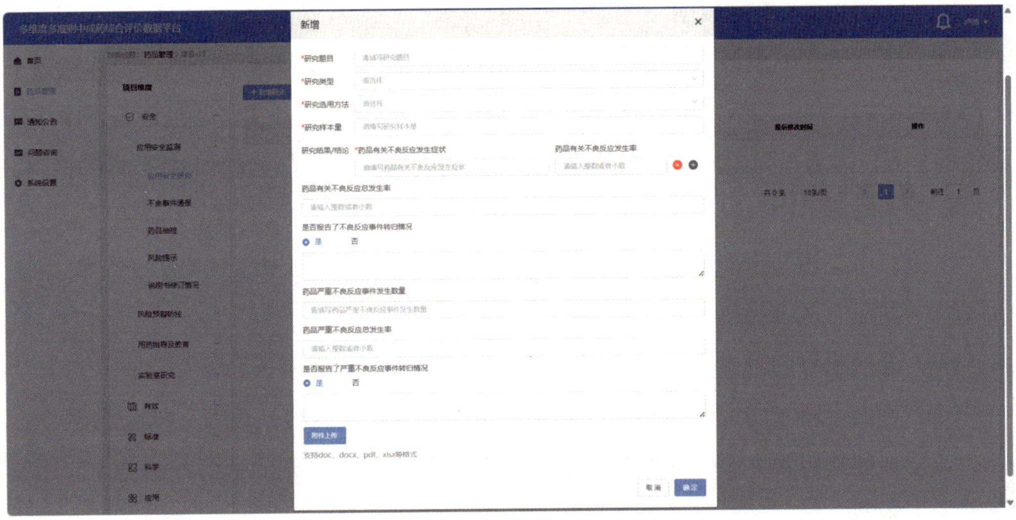

图 3.10　安全维度录入药品数据界面

2. 有效维度

以填写【临床实践指南研究】数据为例（图 3.11，图 3.12）。

（1）选择【有效】—【综合证据】—【临床实践指南研究】栏目。

（2）点击【新增疾病】按钮。

（3）在弹出的页面填写疾病名称，并保存。

（4）点击疾病数据后的【填写】按钮，进入疾病研究页面。

（5）点击【新增研究】按钮，填写研究相关数据，并保存。

有效维度共包含 2 个二级维度、7 个三级准则，其他准则的填写方法与【临床实践指南研究】相同。

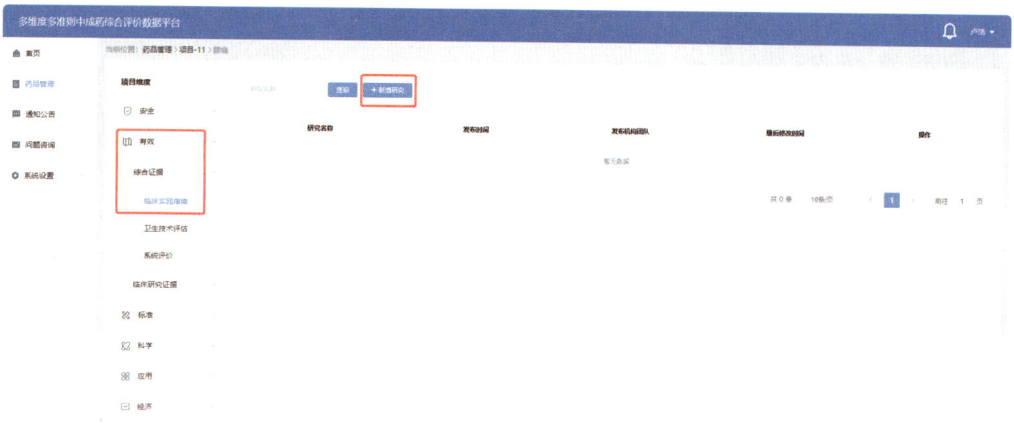

图 3.11　有效维度录入药品数据界面

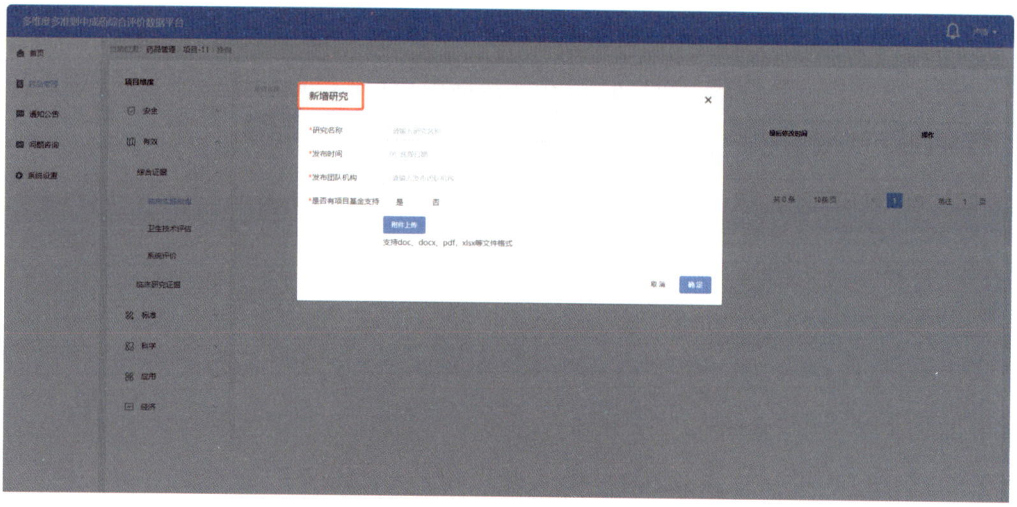

图 3.12　有效维度录入药品数据界面

3. 标准维度

以填写【生产流程溯源标准】数据为例（图 3.13）。

（1）选择【标准】—【中成药标准】—【生产流程溯源标准】栏目。

（2）点击【新增标准】按钮，在弹出的页面填写标准内容，填完之后保存。

标准维度共包含 4 个二级维度、8 个三级准则，其他准则的填写方法与【生产流程溯源标准】相同。

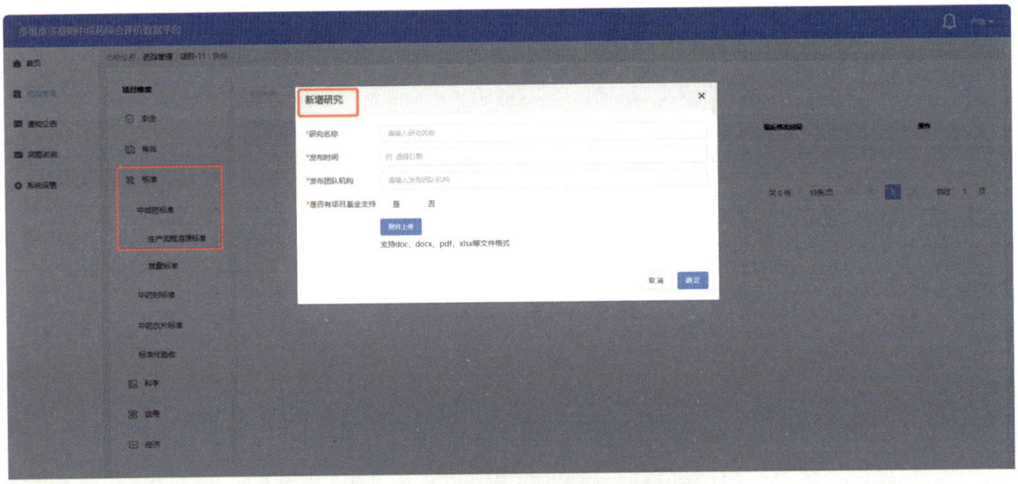

图 3.13　标准维度录入药品数据界面

4. 科学维度

以填写【理论基础】数据为例（图 3.14）。

（1）选择【科学】—【理论基础】栏目。

（2）填写页面相关内容后，点击保存。

科学维度共包含 3 个二级维度、8 个三级准则，其他准则的填写方法与【理论基础】相同。

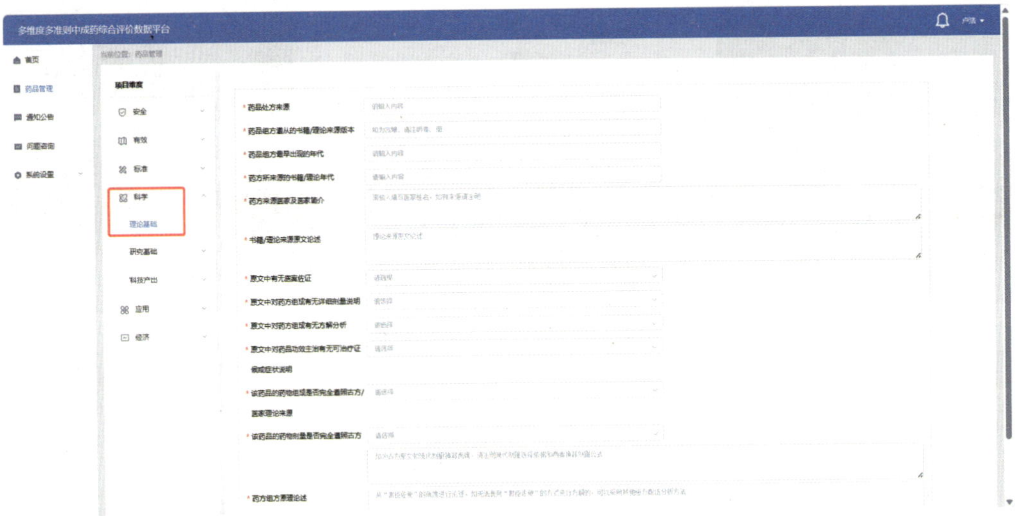

图 3.14　科学维度录入药品数据界面

5. 应用维度

以填写【适应证明晰性】数据为例（图 3.15）。

（1）选择【应用】—【临床应用】—【适应证明晰性】栏目。

（2）根据页面填写相关信息，填写完成之后点击保存。

应用维度共包含 5 个二级维度、11 个三级准则，其他准则的填写方法与【适应证明晰性】相同。

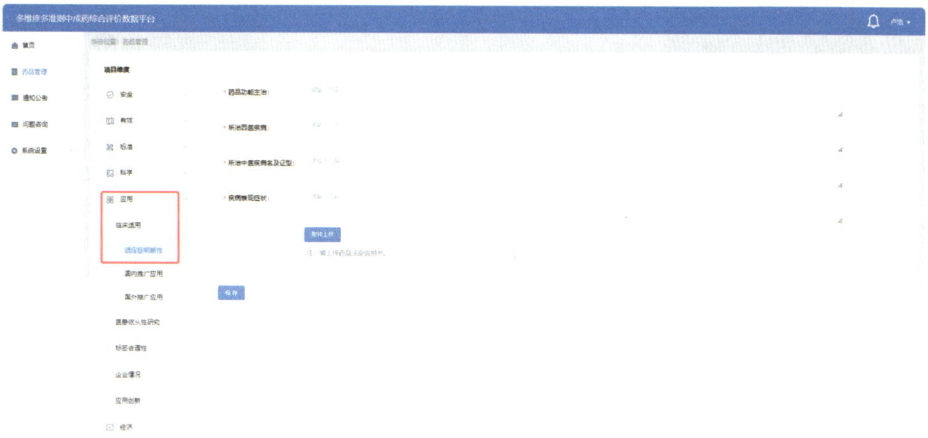

图 3.15　应用维度录入药品数据界面

6. 经济维度

以填写【药物经济学研究】数据为例（图 3.16，图 3.17）。

（1）选择【药物经济学研究】栏目。

（2）点击【新增疾病】，在弹出的页面填写疾病名称，并保存。

（3）添加完成之后，点击疾病后方的【查看】按钮，进入疾病研究页面。

（4）在疾病研究页面，点击【新增研究】。在弹出的页面，填写相关信息，并保存。

经济维度共包含 2 个二级维度、3 个三级准则，其他准则的填写方法与【药物经济学研究】相同。

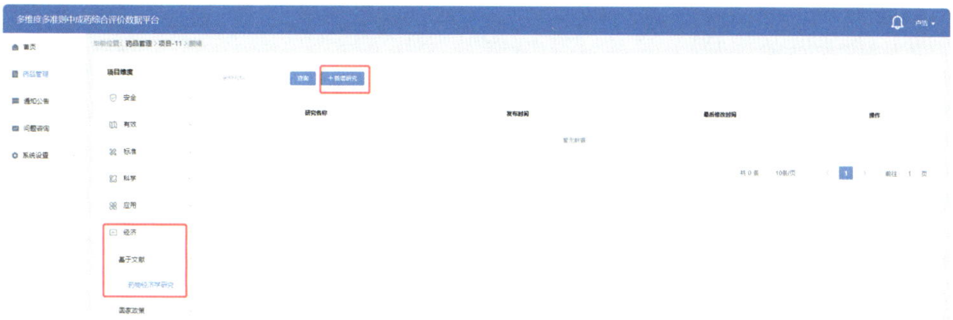

图 3.16　经济维度录入药品数据界面

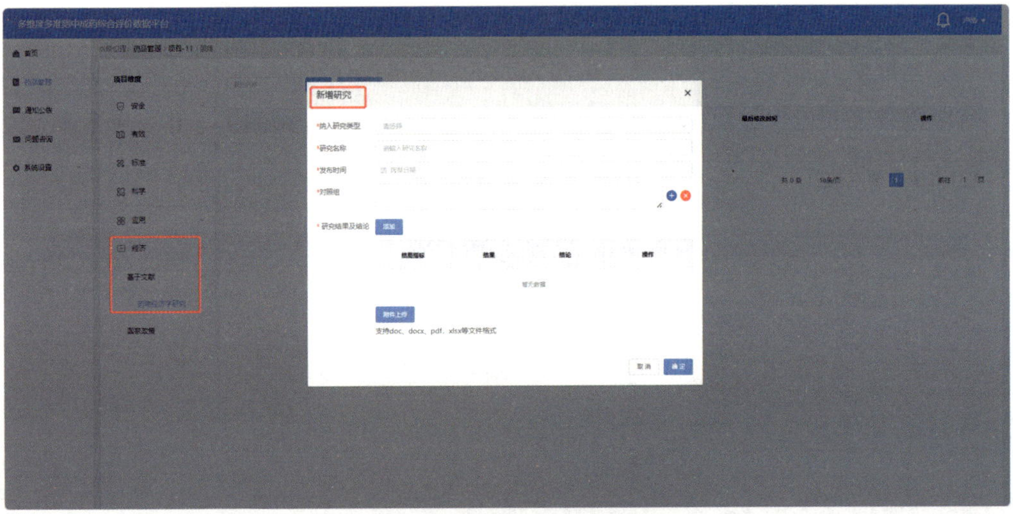

图 3.17　经济维度录入药品数据界面

（四）项目数据的提交

当填写完药品 6 个维度的所有研究数据之后，就可以提交项目。返回【药品管理】页面，点击药品项目后的提交按钮，进行提交。提交成功后，项目的状态变为待审核，等待管理员审核（图 3.18）。

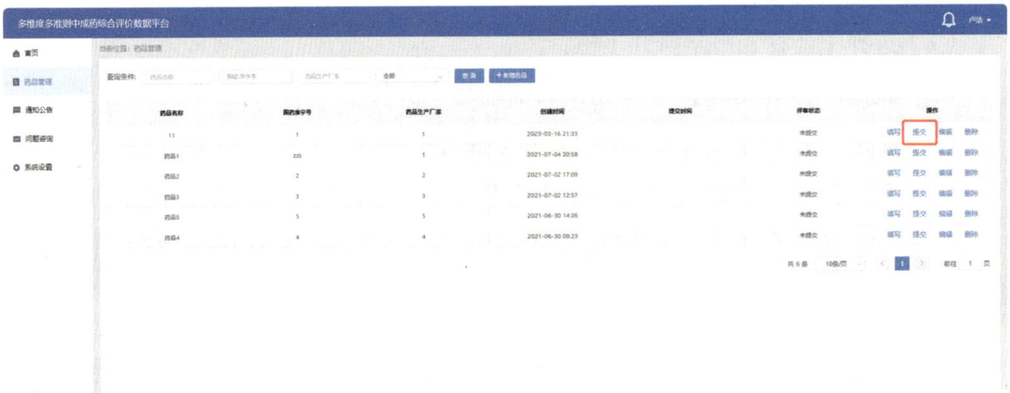

图 3.18　项目数据提交界面

（五）药品项目审核不通过

进入【药品管理】页面，查看药品项目审核进度。如果项目审核不通过，可通过点击后方的【审核不通过原因】进行查看，不通过的项目可重新编辑和再次提交（图 3.19）。

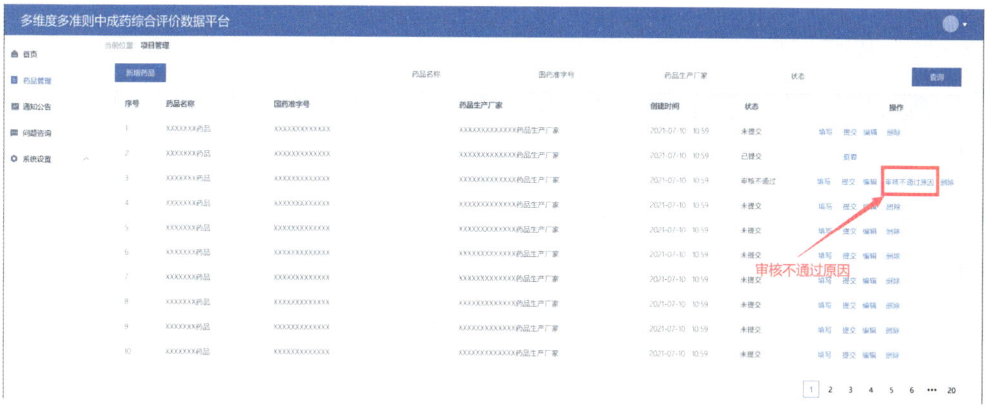

图 3.19　药品项目审核不通过界面

（六）系统设置——添加子用户

（1）打开【系统设置】—【用户管理】，点击【添加用户】按钮，为自己的账号添加一个子账号。在弹出的页面填写基本信息，包括姓名、手机号，设置账户密码、角色。填完保存即可，然后就可以用刚刚添加的账号登录了（图 3.20，图 3.21）。

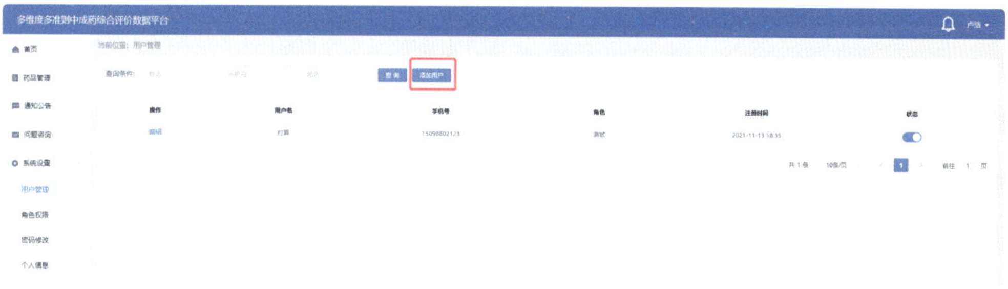

图 3.20　添加子用户界面

（2）角色权限：打开角色权限页面，先点击左侧角色列表中的【新增】按钮，填写角色名称并保存。然后选择刚刚创建的角色，勾选右边的菜单权限。勾选好之后，在上方填写当前登录账户密码进行保存即可。

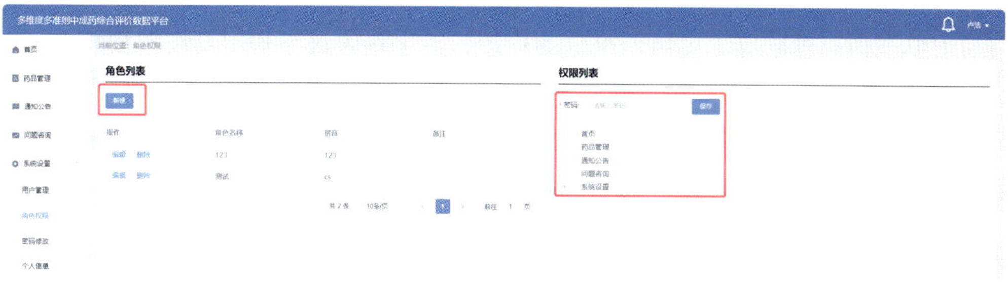

图 3.21　添加子用户界面

三、数据整合

数据整合过程分为数据收集、数据处理和数据分析 3 个步骤。中成药相关研究数据来源广泛，包括学术数据库、行业特定数据库、政府官方网站等，管理员通过主动信息采集和企业用户的辅助提交进行数据收集。在数据处理阶段，管理员对上传的中成药研究数据进行核验、筛选、归一化和标签处理，调整数据到同一量度，以便后续比较和分析。数据分析采用 EDCEM-CPM 评价模型对处理后的数据进行量化评分，得出中成药的综合评价分数，为中成药的后续研究、应用和管理提供决策依据。

在功能应用方面，用户在开始使用此平台之前，需要在用户端登录界面完成账号注册流程。在这个阶段，必需的个人信息以及相关的平台授权证明文件都需要用户提供并上传，以便验证其身份以及核实其使用权限。在确认注册信息无误后，用户可以在平台上提交中成药项目，并附上相关的研究数据。

管理人员在接收到用户提交研究数据的信息后开始形式审查，对于那些研究数据不符合规定或者不完整的中成药项目，管理人员会将其驳回，并向用户提供详细的审核反馈，指导用户进行改正和完善。用户反馈提交研究数据后，管理人员将开始对这些中成药研究数据进行第二次筛选、审核，并在必要时进行补充。在此基础上，管理人员会根据医学评价工具和 EDCEM-CPM 评价模型对中成药研究数据进行评分处理。对于审核通过的中成药项目，平台将会把这些项目分配给专家进行二次评审。此外，管理端提供了灵活的数据导出选项功能，允许管理员导出选定中成药的信息。平台自动基于各药品评分生成药品排名，这一排名会随着评分的动态变化而实时更新。

在专家评审阶段，评审专家将借助该平台，依据自身的专业知识与经验，对每个中成药项目的研究内容和数据处理评分进行分析和评估。他们不仅可以针对各个研究维度为目标中成药打分，还可提供具体的评审意见。所有这些信息都会直接提交到平台上，实现专家评分和评审意见的完整呈现。

通过这一系列严谨的流程，人工智能技术和专家经验的有机结合，确保平台上的所有中成药项目都经过了严格的审查和评估。人工智能技术利用数据处理和分析方法，能够高效地处理大量中成药研究数据，并提供客观的指标和量化结果。同时，专家经验融合了中医药领域的专业知识和实践经验，为评价结果提供科学的解释和判断。这种人工智能技术与专家经验的结合使得中成药评价结果更具客观性和科学性，为用户提供准确、可靠的评价结果，并为中医药领域的研究、应用和管理决策提供有力支持。平台工作具体流程见图 3.22。

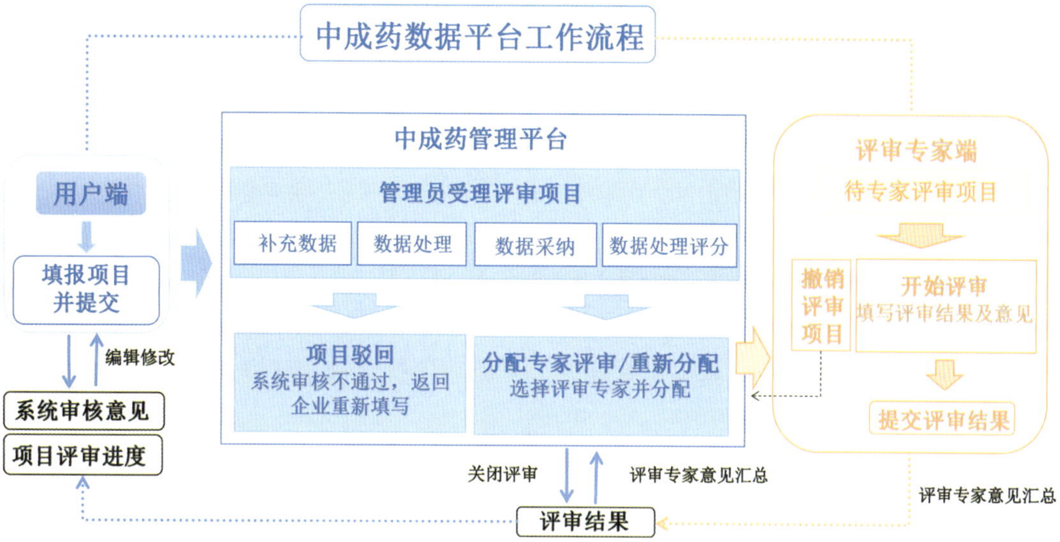

图 3.22　中成药数据平台工作流程图

第四章

中成药综合评价结果

第一节　中成药基本情况

在本次评价过程中，共遴选出235个上市后中成药开展综合评价，其基本情况如下。

一、主治疾病领域分布情况

根据《中医病证分类与代码》（GB/T 15657-2021，简称TCD），235个参评中成药品种适应证覆盖20个疾病领域。脏腑病及相关病的中成药品种数量最多，其中又以心系病为主，为29个；参评中成药品种最少的疾病领域为鼻病和乳房类病，各1个；4个未覆盖的疾病领域包括寄生虫病、眼病、耳病和临时诊断。详见图4.1，表4.1。

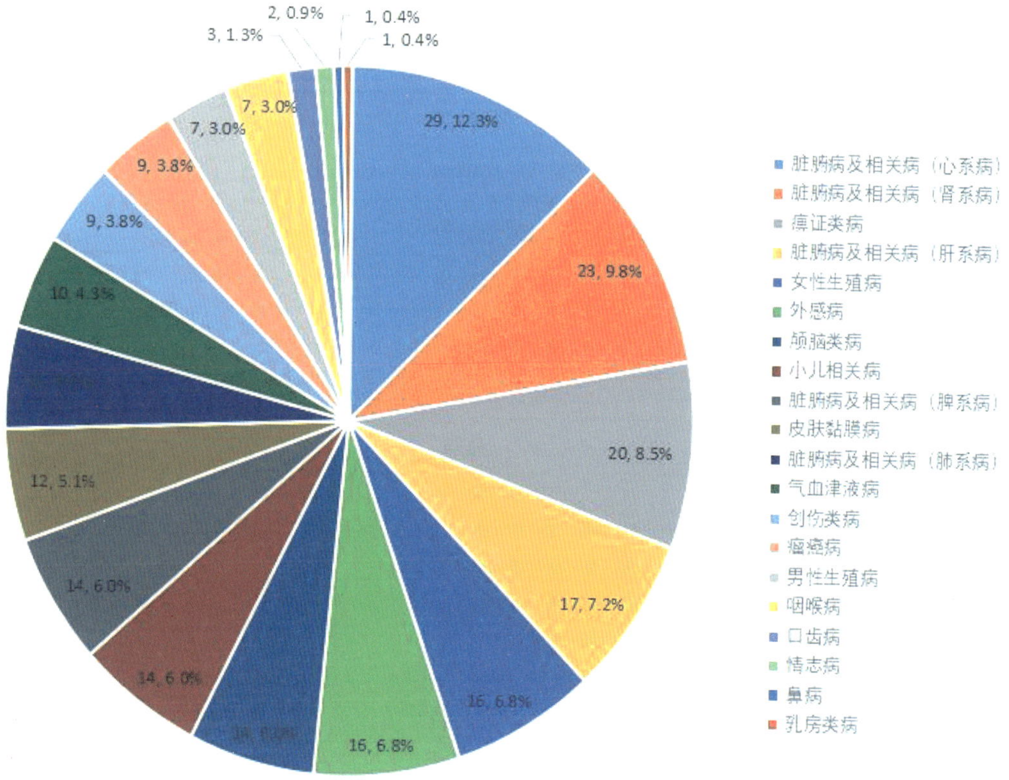

图4.1　235个参评中成药品种疾病领域分布

表 4.1　235 个参评中成药品种疾病领域分布

疾病领域药品数量排名	疾病领域（TCD）	数量（个）
1	脏腑病及相关病（心系病）	29
2	脏腑病及相关病（肾系病）	23
3	痹证类病	20
4	脏腑病及相关病（肝系病）	17
5	女性生殖病	16
6	外感病	16
7	颅脑类病	14
8	小儿相关病	14
9	脏腑病及相关病（脾系病）	14
10	皮肤黏膜病	12
11	脏腑病及相关病（肺系病）	11
12	气血津液病	10
13	创伤类病	9
14	瘤癌病	9
15	男性生殖病	7
16	咽喉病	7
17	口齿病	3
18	情志病	2
19	鼻病	1
20	乳房类病	1
21	寄生虫病	0
22	眼病	0
23	耳病	0
24	临时诊断	0

二、省市分布情况

235个参评中成药品种生产厂家分布于31个省（直辖市、自治区）。参评中药品种数量≥10个的省份（直辖市、自治区）有6个，其中江苏省数量最多，共17个，其次分别为北京市14个、广东省14个、天津市13个、陕西省12个、贵州省10个。参评中成药品种数量最少的是宁夏回族自治区，仅1个。详见表4.2。

表4.2 235个参评中成药品种省市分布

序号	省（直辖市、自治区）	数量（个）	序号	省（直辖市、自治区）	数量（个）	序号	省（直辖市、自治区）	数量（个）
1	江苏	17	12	山东	8	23	甘肃	5
2	北京	14	13	西藏	7	24	海南	5
3	广东	14	14	广西	7	25	河南	5
4	天津	13	15	河北	7	26	湖南	5
5	陕西	12	16	吉林	7	27	江西	5
6	贵州	10	17	内蒙古	7	28	辽宁	5
7	黑龙江	9	18	上海	6	29	青海	5
8	四川	9	19	山西	6	30	浙江	5
9	云南	8	20	新疆	6	31	宁夏	1
10	安徽	8	21	重庆	6			
11	湖北	8	22	福建	5			

三、剂型分布情况

235个参评中药品种共有15种剂型、244个剂型，其中痰热清胶囊/注射液、六神丸/胶囊、妇科千金胶囊/片、金水宝胶囊/片、苦黄注射液/颗粒、扶正化瘀胶囊/片、胃复春片/胶囊、花红胶囊/片/颗粒8个品种为多剂型。数量最多的是胶囊剂，共67个（占比27.5%）。其次为颗粒剂和片剂，分别占总数的16.0%和14.8%。剂型数量最少的是涂剂、气雾剂、含漱剂、灌肠剂和酊剂，各占总数的0.4%。详见图4.2，表4.3。

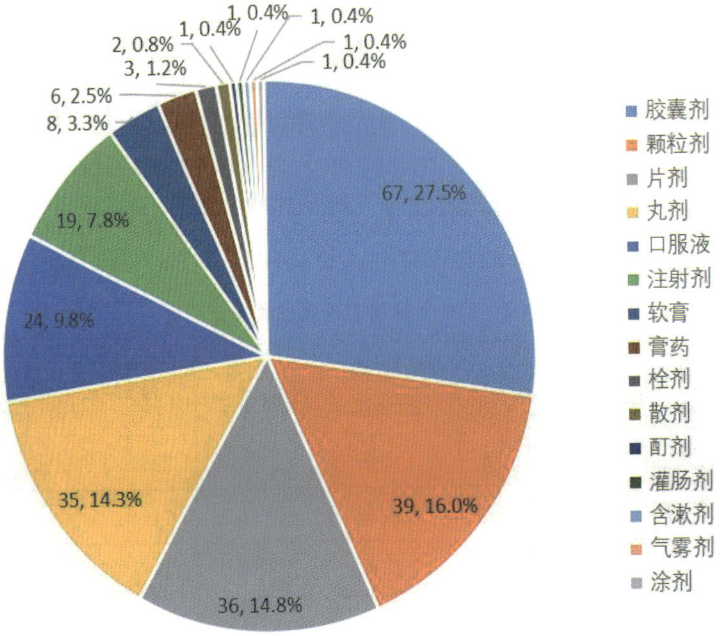

图 4.2　235 个参评中成药品种剂型分布

表 4.3　235 个参评中成药种剂型分布

序号	省（直辖市、自治区）	数量（个）	序号	省（直辖市、自治区）	数量（个）	序号	省（直辖市、自治区）	数量（个）
1	胶囊剂	67	6	注射剂	19	11	酊剂	1
2	颗粒剂	39	7	软膏	8	12	灌肠剂	1
3	片剂	36	8	膏药	6	13	含漱剂	1
4	丸剂	35	9	栓剂	3	14	气雾剂	1
5	口服剂	24	10	散剂	2	15	涂剂	1

四、医保和基药目录覆盖情况

235 个参评中成药品种中医保目录品种 198 个，占比 84%，基药目录品种 85 个，占比 36%。既是医保又是基药目录的品种 85 个，占比 36%；非医保或基药目录品种 37 个，占比 16%。详见图 4.3。

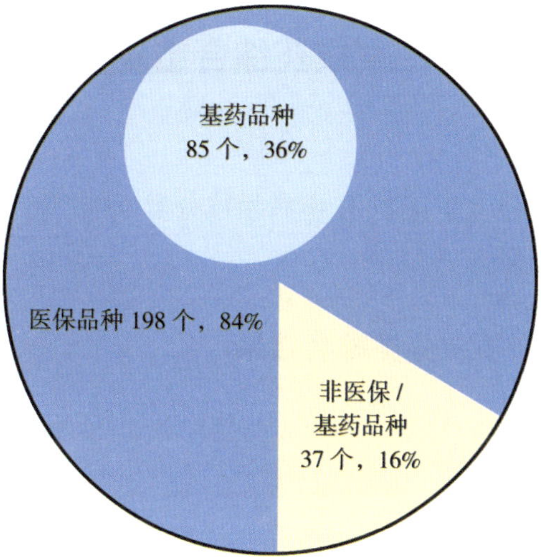

图 4.3　235 个参评中成药品种医保和基药目录覆盖情况

五、民族药分布情况

235 个参评中成药品种中共包含民族药 24 个，占总数的 10.2%。其中藏族药数量最多，共 9 个，其次分别为苗族药 4 个、维吾尔族药 4 个、蒙古族药 3 个、彝族药 3 个、壮族药 1 个。详见图 4.4。

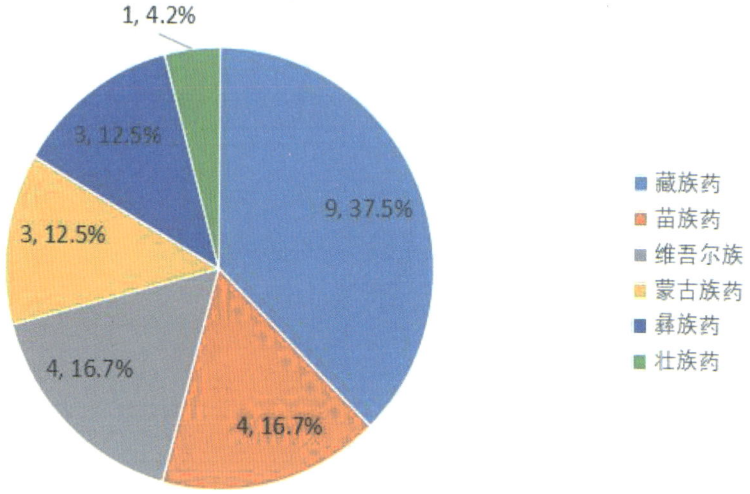

图 4.4　235 个参评中成药品种民族药分布

第二节　中成药综合结果及分析

将 235 个中成药品种主要从 TCD 疾病领域分类、剂型分类、评价维度等方面进行综合模拟评分以及排名。

一、按 TCD 疾病领域分类排名结果

按照 TCD 疾病领域可以将 235 个中成药品种分为 20 个疾病类别，综合模拟评分及排名结果如下：

（1）脏腑病及相关病（心系病）排名结果情况（29 个，表 4.4）。

表 4.4　脏腑病及相关病（心系病）综合模拟评分及排名

中成药名称	综合模拟评分	疾病领域排名	综合模拟评分排名
参麦注射液	61.7130	1	10
舒血宁注射液	59.8762	2	15
稳心颗粒	59.0377	3	17
复方苁蓉益智胶囊	58.7153	4	18
麝香通心滴丸	58.5589	5	19
麝香保心丸	58.4727	6	20
速效救心丸	58.3087	7	22
灯盏生脉胶囊	57.3349	8	25
苦碟子注射液	57.2811	9	26
血脂康胶囊	56.6641	10	27
丹蒌片	55.6873	11	36
复方血栓通胶囊	55.6352	12	38
乌灵胶囊	54.1990	13	50
心脉隆注射液	53.7567	14	54
芪参益气滴丸	53.2352	15	60
注射用丹参多酚酸盐	53.1369	16	62
参松养心胶囊	51.4885	17	79
心可舒片	51.3167	18	81
百乐眠胶囊	51.0489	19	86

续表

中成药名称	综合模拟评分	疾病领域排名	综合模拟评分排名
芪苈强心胶囊	50.8371	20	92
心速宁胶囊	50.6016	21	98
冠心丹参滴丸	50.0767	22	109
三七通舒胶囊	49.2779	23	117
脉血康胶囊	48.3415	24	129
振源胶囊	45.9651	25	156
银丹心脑通软胶囊	44.8531	26	170
安神补心六味丸	44.7300	27	173
诺迪康胶囊	41.7331	28	197
冠心泰丸	40.8362	29	207

（2）脏腑病及相关病（肾系病）（23 个，表 4.5）。

表 4.5　脏腑病及相关病（肾系病）综合模拟评分及排名

中成药名称	综合模拟评分	疾病领域排名	综合模拟评分排名
百令胶囊	62.9478	1	5
普乐安片	58.3859	2	21
宁泌泰胶囊	56.3678	3	29
黄葵胶囊	55.7048	4	35
前列欣胶囊	54.7125	5	44
尿毒清颗粒（无糖型）	54.3347	6	49
金水宝胶囊 / 片	53.9168	7	51
海昆肾喜胶囊	53.3560	8	57
肾康注射液	53.2628	9	59
前列舒通胶囊	52.6429	10	68
银花泌炎灵片	52.4876	11	69
尿清舒颗粒	51.0228	12	89
益肾化湿颗粒	50.4010	13	102
癃清片	50.3600	14	103
三金片	50.2617	15	105
肾炎康复片	48.0517	16	131
清浊祛毒丸	45.8658	17	157

续表

中成药名称	综合模拟评分	疾病领域排名	综合模拟评分排名
热淋清颗粒	42.8166	18	186
肾宝片	41.5622	19	199
复方金钱草颗粒	41.4307	20	202
血尿安胶囊	40.8244	21	208
热淋清胶囊	39.1156	22	215
百令片	39.1004	23	216

（3）痹证类病（20 个，表 4.6）。

表 4.6　痹证类病综合模拟评分及排名

中成药名称	综合模拟评分	疾病领域排名	综合模拟评分排名
滑膜炎颗粒	55.3938	1	39
痹祺胶囊	54.8722	2	43
消痛贴膏	54.6852	3	46
正清风痛宁缓释片	54.4302	4	48
全杜仲胶囊	53.4157	5	55
万通筋骨片	53.0523	6	63
尪痹片	52.8342	7	65
筋骨痛消丸	52.6815	8	67
祖师麻膏药	52.0316	9	73
腰痛宁胶囊	51.6975	10	78
青鹏软膏	47.4453	11	138
通络祛痛膏	46.6056	12	146
藤黄健骨片	45.7389	13	159
昆仙胶囊	45.4567	14	164
益肾蠲痹丸	44.3677	15	178
四妙丸	43.6983	16	181
罗浮山风湿膏药	40.4132	17	212
寒痛乐熨剂	38.1981	18	222
雷公藤多苷片	35.4663	19	232
珍宝丸	34.0524	20	233

（4）脏腑病及相关病（肝系病）（17 个，表 4.7）。

表 4.7　脏腑病及相关病（肝系病）综合模拟评分及排名

中成药名称	综合模拟评分	疾病领域排名	综合模拟评分排名
五灵胶囊	63.1242	1	4
苦黄注射液 / 颗粒	53.3645	2	56
扶正化瘀胶囊 / 片	52.8164	3	66
茵栀黄口服液	52.2664	4	70
复方鳖甲软肝片	51.4074	5	80
胆宁片	50.7335	6	95
强肝胶囊	48.9969	7	122
龙胆泻肝丸	48.0514	8	132
安络化纤丸	47.0428	9	143
片仔癀	46.3672	10	150
八宝丹胶囊	45.1138	11	168
茵胆平肝胶囊	42.5178	12	188
元胡止痛滴丸	42.4823	13	189
健肝乐颗粒	41.7638	14	196
猪苓多糖胶囊	37.3917	15	223
十五味赛尔斗丸	37.2723	16	224
复方木鸡颗粒	36.0552	17	229

（5）女性生殖病（16 个，表 4.8）。

表 4.8　女性生殖病综合模拟评分及排名

中成药名称	综合模拟评分	疾病领域排名	综合模拟评分排名
桂枝茯苓胶囊	60.7142	1	11
妇科千金胶囊 / 片	56.3179	2	31
滋肾育胎丸	50.3557	3	104
康妇炎胶囊	49.2698	4	118
定坤丹	48.0699	5	130
坤泰胶囊	47.5266	6	137
散结镇痛胶囊	47.3284	7	141

续表

中成药名称	综合模拟评分	疾病领域排名	综合模拟评分排名
康妇消炎栓	46.2494	8	153
固肾安胎丸	44.7962	9	172
保妇康栓	44.4276	10	177
葆宫止血颗粒	43.9504	11	180
花红胶囊 / 片 / 颗粒	43.1963	12	184
化瘀散结灌肠液	42.5576	13	187
大黄䗪虫丸	42.3616	14	190
金刚藤胶囊	42.2286	15	191
坤宝丸	42.2269	16	192

（6）外感病（16个，表4.9）。

表4.9 外感病综合模拟评分及排名

中成药名称	综合模拟评分	疾病领域排名	综合模拟评分排名
喜炎平注射液	69.4877	1	1
痰热清胶囊 / 注射液	62.3244	2	7
热毒宁注射液	62.2072	3	8
疏风解毒胶囊	61.9865	4	9
葛根汤颗粒	57.8726	5	23
复方芩兰口服液	51.2734	6	82
祖卡木颗粒	51.1499	7	84
玉屏风颗粒	51.0483	8	87
藿香正气口服液	50.1907	9	107
抗病毒颗粒	49.5963	10	115
金花清感颗粒	49.0155	11	120
金莲清热泡腾片	47.4303	12	139
抗病毒口服液	47.4118	13	140
复方一枝蒿颗粒	45.3955	14	166
寒喘祖帕颗粒	45.3315	15	167
注射用青蒿琥酯	36.7869	16	227

（7）颅脑类病（14 个，表 4.10）。

表 4.10 颅脑类病综合模拟评分及排名

中成药名称	综合模拟评分	疾病领域排名	综合模拟评分排名
注射用血栓通（冻干）	65.7031	1	3
疏血通注射液	60.6346	2	12
脑心通胶囊	54.4984	3	47
养血清脑颗粒	53.8928	4	52
安宫牛黄丸	52.8361	5	64
强力定眩片	51.8384	6	76
银杏内酯注射液	49.8109	7	111
华佗再造丸	49.6387	8	114
脉管复康片	47.8430	9	134
血塞通软胶囊	46.5446	10	147
葛酮通络胶囊	46.4886	11	148
中风回春片	46.1734	12	155
天智颗粒	45.7326	13	160
七十味珍珠丸	40.9089	14	206

（8）小儿相关病（14 个，表 4.11）。

表 4.11 小儿相关病综合模拟评分及排名

中成药名称	综合模拟评分	疾病领域排名	综合模拟评分排名
馥感啉口服液	56.3933	1	28
芩香清解口服液	56.3462	2	30
清宣止咳颗粒	54.9552	3	42
抗感颗粒	54.6897	4	45
小儿咳喘灵口服液	53.1403	5	61
开喉剑喷雾剂（儿童型）	48.7928	6	124
小儿柴桂退热颗粒	48.7593	7	125
小儿豉翘清热颗粒	48.7296	8	126
王氏保赤丸	46.4290	9	149
菖麻熄风片	43.3437	10	182
小儿肺热咳喘颗粒	41.6465	11	198
小儿咳喘灵颗粒	41.4836	12	201
小儿柴芩清解颗粒	38.5014	13	219
丁桂儿脐贴	36.5172	14	228

（9）脏腑病及相关病（脾系病）（14 个，表 4.12）。

表 4.12　脏腑病及相关病（脾系病）综合模拟评分及排名

中成药名称	综合模拟评分	疾病领域排名	综合模拟评分排名
气滞胃痛颗粒	60.1921	1	13
致康胶囊	51.8414	2	75
摩罗丹（浓缩丸）	50.8471	3	91
安胃疡胶囊	50.4062	4	100
四磨汤口服液	50.2282	5	106
康复新液	48.3861	6	128
潞党参口服液	46.3510	7	151
胃肠安丸	46.3438	8	152
温胃舒颗粒	41.5467	9	200
江中脾健胃消食片	40.7595	10	210
枫蓼肠胃康颗粒	40.5255	11	211
养胃舒颗粒	38.3203	12	221
仁青常觉	36.9483	13	226
芪蓉润肠口服液	32.6556	14	235

（10）皮肤黏膜病（12 个，表 4.13）。

表 4.13　皮肤黏膜病综合模拟评分及排名

中成药名称	综合模拟评分	疾病领域排名	综合模拟评分排名
润燥止痒胶囊	56.1279	1	32
马应龙麝香痔疮膏	52.1691	2	71
芍倍注射液	52.0610	3	72
湿润烧伤膏	51.8418	4	74
复方黄柏液涂剂	49.3689	5	116
除湿止痒软膏	47.8390	6	135
京万红软膏	47.0660	7	142
冰黄肤乐软膏	46.6666	8	145
如意金黄散	44.6091	9	175
橡皮生肌膏	39.7404	10	213
普济痔疮栓	38.6665	11	218
赛霉安散	32.9692	12	234

（11）脏腑病及相关病（肺系病）（11个，表4.14）。

表4.14 脏腑病及相关病（肺系病）综合模拟评分及排名

中成药名称	综合模拟评分	疾病领域排名	综合模拟评分排名
血必净注射液	59.9780	1	14
强力枇杷露（无糖型）	54.9985	2	41
苏黄止咳胶囊	53.8532	3	53
宣肺止嗽合剂	51.0604	4	85
肺力咳合剂	47.6350	5	136
裸花紫珠片	44.3418	6	179
百蕊颗粒	43.0091	7	185
急支糖浆	41.8043	8	195
扫日劳清肺止咳胶囊	40.9710	9	205
十味龙胆花胶囊	40.7644	10	209
蟾龙定喘合剂	36.9784	11	225

（12）气血津液病（10个，表4.15）。

表4.15 气血津液病综合模拟评分及排名

中成药名称	综合模拟评分	疾病领域排名	综合模拟评分排名
生血宝合剂	67.2724	1	2
天芪降糖胶囊	50.4042	2	101
地榆升白片	49.0743	3	119
槐杞黄颗粒	49.0037	4	121
木丹颗粒	48.4039	5	127
复方黄黛片	46.1973	6	154
驴胶补血颗粒	44.8332	7	171
升血小板胶囊	44.6672	8	174
生白口服液	42.2135	9	193
维血宁合剂	35.8638	10	231

（13）创伤类病（9个，表4.16）。

表4.16 创伤类病综合模拟评分及排名

中成药名称	综合模拟评分	疾病领域排名	综合模拟评分排名
仙灵骨葆胶囊	59.3261	1	16
恒古骨伤愈合剂	53.2999	2	58

续表

中成药名称	综合模拟评分	疾病领域排名	综合模拟评分排名
阿胶强骨口服液	51.0408	3	88
云南白药胶囊	50.7225	4	96
龙血竭片	49.7842	5	112
正骨水	45.6791	6	162
白脉软膏	44.4844	7	176
跌打七厘片	40.9931	8	204
独一味胶囊	39.2998	9	214

（14）瘤癌病（9 个，表 4.17）。

表 4.17　瘤癌病综合模拟评分及排名

中成药名称	综合模拟评分	疾病领域排名	综合模拟评分排名
参芪扶正注射液	62.6447	1	6
鸦胆子油乳注射液	55.9763	2	33
复方苦参注射液	55.6613	3	37
胃复春片 / 胶囊	51.8295	4	77
红金消结胶囊	51.2135	5	83
小金胶囊	50.7203	6	97
华蟾素胶囊	50.0712	7	110
华蟾素片	48.8251	8	123
鳖甲煎丸	45.7275	9	161

（15）男性生殖病（7 个，表 4.18）。

表 4.18　男性生殖病综合模拟评分及排名

中成药名称	综合模拟评分	疾病领域排名	综合模拟评分排名
还少胶囊	50.9799	1	90
麒麟丸	46.7925	2	144
五子衍宗丸	45.4242	3	165
疏肝益阳胶囊	45.0472	4	169
龟龄集胶囊	43.3199	5	183
黄精赞育胶囊	38.3733	6	220
参茸固本还少丸	36.0204	7	230

（16）咽喉病（7 个，表 4.19）。

表 4.19 咽喉病综合模拟评分及排名

中成药名称	综合模拟评分	疾病领域排名	综合模拟评分排名
六神丸 / 胶囊	57.7457	1	24
甘桔冰梅片	55.1639	2	40
胆木浸膏糖浆	50.7698	3	94
蓝芩口服液	50.5080	4	99
蒲地蓝消炎口服液	45.8424	5	158
金嗓散结丸	41.9921	6	194
金嗓利咽丸	41.1977	7	203

（17）口齿病（3 个，表 4.20）。

表 4.20 口齿病综合模拟评分及排名

中成药名称	综合模拟评分	疾病领域排名	综合模拟评分排名
一清胶囊	50.7935	1	93
新癀片	50.1079	2	108
西帕依固龈液	47.9731	3	133

（18）情志病（2 个，表 4.21）。

表 4.21 情志病综合模拟评分及排名

中成药名称	综合模拟评分	疾病领域排名	综合模拟评分排名
舒肝解郁胶囊	55.7856	1	34
九味镇心颗粒	49.6757	2	113

（19）鼻病（1 个，表 4.22）。

表 4.22 鼻病综合模拟评分及排名

中成药名称	综合模拟评分	疾病领域排名	综合模拟评分排名
鼻渊通窍颗粒	45.5267	1	163

（20）乳房类病（1 个，表 4.23）。

表 4.23 乳房类病综合模拟评分及排名

中成药名称	综合模拟评分	疾病领域排名	综合模拟评分排名
乳块消颗粒	38.9252	1	217

二、按不同评价维度排名结果

（一）综合排名结果情况

主要考虑有效和安全，兼顾经济、应用、标准、科学几个维度。选用人工智能弱监督学习技术，根据中成药指标评价数据多源异构，且高维度、小样本、无标签的特点，形成综合评价 EDCEM-CPM 测算模型，对数据进行处理和计算，计算结果参照专家经验进行校正，得出综合模拟评分结果（表 4.24）。

表 4.24　235 个中成药综合评价排名

综合排名	中成药名称	综合模拟评分	综合排名	中成药名称	综合模拟评分
1	喜炎平注射液	69.4877	24	六神丸 / 胶囊	57.7457
2	生血宝合剂	67.2724	25	灯盏生脉胶囊	57.3349
3	注射用血栓通（冻干）	65.7031	26	苦碟子注射液	57.2811
4	五灵胶囊	63.1242	27	血脂康胶囊	56.6641
5	百令胶囊	62.9478	28	馥感啉口服液	56.3933
6	参芪扶正注射液	62.6447	29	宁泌泰胶囊	56.3678
7	痰热清胶囊 / 注射液	62.3244	30	芩香清解口服液	56.3462
8	热毒宁注射液	62.2072	31	妇科千金胶囊 / 片	56.3179
9	疏风解毒胶囊	61.9865	32	润燥止痒胶囊	56.1279
10	参麦注射液	61.7130	33	鸦胆子油乳注射液	55.9763
11	桂枝茯苓胶囊	60.7142	34	舒肝解郁胶囊	55.7856
12	疏血通注射液	60.6346	35	黄葵胶囊	55.7048
13	气滞胃痛颗粒	60.1921	36	丹蒌片	55.6873
14	血必净注射液	59.9780	37	复方苦参注射液	55.6613
15	舒血宁注射液	59.8762	38	复方血栓通胶囊	55.6352
16	仙灵骨葆胶囊	59.3261	39	滑膜炎颗粒	55.3938
17	稳心颗粒	59.0377	40	甘桔冰梅片	55.1639
18	复方苁蓉益智胶囊	58.7153	41	强力枇杷露（无糖型）	54.9985
19	麝香通心滴丸	58.5589	42	清宣止咳颗粒	54.9552
20	麝香保心丸	58.4727	43	痹祺胶囊	54.8722
21	普乐安片	58.3859	44	前列欣胶囊	54.7125
22	速效救心丸	58.3087	45	抗感颗粒	54.6897
23	葛根汤颗粒	57.8726	46	消痛贴膏	54.6852

续表

综合排名	中成药名称	综合模拟评分	综合排名	中成药名称	综合模拟评分
47	脑心通胶囊	54.4984	79	参松养心胶囊	51.4885
48	正清风痛宁缓释片	54.4302	80	复方鳖甲软肝片	51.4074
49	尿毒清颗粒（无糖型）	54.3347	81	心可舒片	51.3167
50	乌灵胶囊	54.1990	82	复方芩兰口服液	51.2734
51	金水宝胶囊 / 片	53.9168	83	红金消结胶囊	51.2135
52	养血清脑颗粒	53.8928	84	祖卡木颗粒	51.1499
53	苏黄止咳胶囊	53.8532	85	宣肺止嗽合剂	51.0604
54	心脉隆注射液	53.7567	86	百乐眠胶囊	51.0489
55	全杜仲胶囊	53.4157	87	玉屏风颗粒	51.0483
56	苦黄注射液 / 颗粒	53.3645	88	阿胶强骨口服液	51.0408
57	海昆肾喜胶囊	53.3560	89	尿清舒颗粒	51.0228
58	恒古骨伤愈合剂	53.2999	90	还少胶囊	50.9799
59	肾康注射液	53.2628	91	摩罗丹（浓缩丸）	50.8471
60	芪参益气滴丸	53.2352	92	芪苈强心胶囊	50.8371
61	小儿咳喘灵口服液	53.1403	93	一清胶囊	50.7935
62	注射用丹参多酚酸盐	53.1369	94	胆木浸膏糖浆	50.7698
63	万通筋骨片	53.0523	95	胆宁片	50.7335
64	安宫牛黄丸	52.8361	96	云南白药胶囊	50.7225
65	尪痹片	52.8342	97	小金胶囊	50.7203
66	扶正化瘀胶囊 / 片	52.8164	98	心速宁胶囊	50.6016
67	筋骨痛消丸	52.6815	99	蓝芩口服液	50.5080
68	前列舒通胶囊	52.6429	100	安胃疡胶囊	50.4062
69	银花泌炎灵片	52.4876	101	天芪降糖胶囊	50.4042
70	茵栀黄口服液	52.2664	102	益肾化湿颗粒	50.4010
71	马应龙麝香痔疮膏	52.1691	103	瘿清片	50.3600
72	芎倍注射液	52.0610	104	滋肾育胎丸	50.3557
73	祖师麻膏药	52.0316	105	三金片	50.2617
74	湿润烧伤膏	51.8418	106	四磨汤口服液	50.2282
75	致康胶囊	51.8414	107	藿香正气口服液	50.1907
76	强力定眩片	51.8384	108	新癀片	50.1079
77	胃复春片 / 胶囊	51.8295	109	冠心丹参滴丸	50.0767
78	腰痛宁胶囊	51.6975	110	华蟾素胶囊	50.0712

续表

综合排名	中成药名称	综合模拟评分	综合排名	中成药名称	综合模拟评分
111	银杏内酯注射液	49.8109	143	安络化纤丸	47.0428
112	龙血竭片	49.7842	144	麒麟丸	46.7925
113	九味镇心颗粒	49.6757	145	冰黄肤乐软膏	46.6666
114	华佗再造丸	49.6387	146	通络祛痛膏	46.6056
115	抗病毒颗粒	49.5963	147	血塞通软胶囊	46.5446
116	复方黄柏液涂剂	49.3689	148	葛酮通络胶囊	46.4886
117	三七通舒胶囊	49.2779	149	王氏保赤丸	46.4290
118	康妇炎胶囊	49.2698	150	片仔癀	46.3672
119	地榆升白片	49.0743	151	潞党参口服液	46.3510
120	金花清感颗粒	49.0155	152	胃肠安丸	46.3438
121	槐杞黄颗粒	49.0037	153	康妇消炎栓	46.2494
122	强肝胶囊	48.9969	154	复方黄黛片	46.1973
123	华蟾素片	48.8251	155	中风回春片	46.1734
124	开喉剑喷雾剂（儿童型）	48.7928	156	振源胶囊	45.9651
125	小儿柴桂退热颗粒	48.7593	157	清浊祛毒丸	45.8658
126	小儿豉翘清热颗粒	48.7296	158	蒲地蓝消炎口服液	45.8424
127	木丹颗粒	48.4039	159	藤黄健骨片	45.7389
128	康复新液	48.3861	160	天智颗粒	45.7326
129	脉血康胶囊	48.3415	161	鳖甲煎丸	45.7275
130	定坤丹	48.0699	162	正骨水	45.6791
131	肾炎康复片	48.0517	163	鼻渊通窍颗粒	45.5267
132	龙胆泻肝丸	48.0514	164	昆仙胶囊	45.4567
133	西帕依固龈液	47.9731	165	五子衍宗丸	45.4242
134	脉管复康片	47.8430	166	复方一枝蒿颗粒	45.3955
135	除湿止痒软膏	47.8390	167	寒喘祖帕颗粒	45.3315
136	肺力咳合剂	47.6350	168	八宝丹胶囊	45.1138
137	坤泰胶囊	47.5266	169	疏肝益阳胶囊	45.0472
138	青鹏软膏	47.4453	170	银丹心脑通软胶囊	44.8531
139	金莲清热泡腾片	47.4303	171	驴胶补血颗粒	44.8332
140	抗病毒口服液	47.4118	172	固肾安胎丸	44.7962
141	散结镇痛胶囊	47.3284	173	安神补心六味丸	44.7300
142	京万红软膏	47.0660	174	升血小板胶囊	44.6672

续表

综合排名	中成药名称	综合模拟评分	综合排名	中成药名称	综合模拟评分
175	如意金黄散	44.6091	206	七十味珍珠丸	40.9089
176	白脉软膏	44.4844	207	冠心泰丸	40.8362
177	保妇康栓	44.4276	208	血尿安胶囊	40.8244
178	益肾蠲痹丸	44.3677	209	十味龙胆花胶囊	40.7644
179	裸花紫珠片	44.3418	210	江中牌健胃消食片	40.7595
180	葆宫止血颗粒	43.9504	211	枫蓼肠胃康颗粒	40.5255
181	四妙丸	43.6983	212	罗浮山风湿膏药	40.4132
182	菖麻熄风片	43.3437	213	橡皮生肌膏	39.7404
183	龟龄集胶囊	43.3199	214	独一味胶囊	39.2998
184	花红胶囊 / 片 / 颗粒	43.1963	215	热淋清胶囊	39.1156
185	百蕊颗粒	43.0091	216	百令片	39.1004
186	热淋清颗粒	42.8166	217	乳块消颗粒	38.9252
187	化瘀散结灌肠液	42.5576	218	普济痔疮栓	38.6665
188	茵胆平肝胶囊	42.5178	219	小儿柴芩清解颗粒	38.5014
189	元胡止痛滴丸	42.4823	220	黄精赞育胶囊	38.3733
190	大黄䗪虫丸	42.3616	221	养胃舒颗粒	38.3203
191	金刚藤胶囊	42.2286	222	寒痛乐熨剂	38.1981
192	坤宝丸	42.2269	223	猪苓多糖胶囊	37.3917
193	生白口服液	42.2135	224	十五味赛尔斗丸	37.2723
194	金嗓散结丸	41.9921	225	蜻龙定喘合剂	36.9784
195	急支糖浆	41.8043	226	仁青常觉	36.9483
196	健肝乐颗粒	41.7638	227	注射用青蒿琥酯	36.7869
197	诺迪康胶囊	41.7331	228	丁桂儿脐贴	36.5172
198	小儿肺热咳喘颗粒	41.6465	229	复方木鸡颗粒	36.0552
199	肾宝片	41.5622	230	参茸固本还少丸	36.0204
200	温胃舒颗粒	41.5467	231	维血宁合剂	35.8638
201	小儿咳喘灵颗粒	41.4836	232	雷公藤多苷片	35.4663
202	复方金钱草颗粒	41.4307	233	珍宝丸	34.0524
203	金嗓利咽丸	41.1977	234	赛霉安散	32.9692
204	跌打七厘片	40.9931	235	芪蓉润肠口服液	32.6556
205	扫日劳清肺止咳胶囊	40.9710			

（二）有效维度排名结果情况

有效维度基于循证医学评价方法，在病证结合、病证相应理念指导下，明确药品适应证，根据综合证据、原始研究证据两类有效性数据来源，选用 AGREE Ⅱ、ROB、GRADE 等国际通用评价工具，评价其指南、临床研究、系统评价等有效性数据结果和证据质量，得出有效维度模拟评分结果，然后按照分数由高到低降序排列，形成参评药品在有效维度的排名情况。

通过比较分析有效维度排名与综合排名间差异、有效维度模拟评分与综合模拟评分间差异等问题，可以分析参评药品有效维度与综合情况间的联系。主要从以下 3 个方面进行：① 当有效维度排名不低于综合排名时，说明有效维度的证据水平与其他维度相比处于平均水平以上；② 当有效维度排名低于综合排名时，说明该参评品种在有效维度的证据水平低于平均水平，在未来进行药品科研投入时要着重加强有效性相关研究的比重，提高药品有效维度的证据水平；③ 在有效性证据水平提升方向上，要着重关注有效维度模拟评分间的差异，主要包含以下 2 个关键点：一是排名前后品种的有效维度模拟评分差异情况；二是与有效维度排名较高的同类品种在有效维度的模拟评分差异情况。具体情况参见表 4.25。

表 4.25　235 个参评中成药有效维度模拟评分及排名

有效维度排名	综合排名	中成药名称	有效维度模拟评分	综合模拟评分
1	1	喜炎平注射液	71.3190	69.4877
2	14	血必净注射液	70.8341	59.9780
3	5	百令胶囊	69.9645	62.9478
4	34	舒肝解郁胶囊	69.2958	55.7856
5	19	麝香通心滴丸	68.3207	58.5589
6	17	稳心颗粒	66.3273	59.0377
7	20	麝香保心丸	64.7261	58.4727
8	79	参松养心胶囊	64.6371	51.4885
9	32	润燥止痒胶囊	64.1560	56.1279
10	2	生血宝合剂	63.6448	67.2724
11	15	舒血宁注射液	62.9746	59.8762
12	22	速效救心丸	62.3430	58.3087
13	9	疏风解毒胶囊	62.1740	61.9865
14	29	宁泌泰胶囊	62.1129	56.3678
15	92	芪苈强心胶囊	61.9936	50.8371

续表

有效维度排名	综合排名	中成药名称	有效维度模拟评分	综合模拟评分
16	8	热毒宁注射液	61.7611	62.2072
17	6	参芪扶正注射液	61.6368	62.6447
18	16	仙灵骨葆胶囊	60.7491	59.3261
19	25	灯盏生脉胶囊	60.5501	57.3349
20	7	痰热清胶囊 / 注射液	60.4611	62.3244
21	37	复方苦参注射液	60.1858	55.6613
22	47	脑心通胶囊	60.0205	54.4984
23	128	康复新液	59.9165	48.3861
24	12	疏血通注射液	59.8952	60.6346
25	10	参麦注射液	59.6096	61.7130
26	50	乌灵胶囊	59.0076	54.1990
27	54	心脉隆注射液	58.8874	53.7567
28	11	桂枝茯苓胶囊	58.7053	60.7142
29	64	安宫牛黄丸	58.4783	52.8361
30	35	黄葵胶囊	58.4194	55.7048
31	80	复方鳖甲软肝片	58.3462	51.4074
32	60	芪参益气滴丸	58.0744	53.2352
33	45	抗感颗粒	58.0540	54.6897
34	27	血脂康胶囊	58.0449	56.6641
35	53	苏黄止咳胶囊	57.9593	53.8532
36	160	天智颗粒	57.8890	45.7326
37	38	复方血栓通胶囊	57.8066	55.6352
38	158	蒲地蓝消炎口服液	57.5599	45.8424
39	81	心可舒片	57.4018	51.3167
40	52	养血清脑颗粒	57.3610	53.8928
41	49	尿毒清颗粒（无糖型）	57.1755	54.3347
42	170	银丹心脑通软胶囊	57.1019	44.8531
43	116	复方黄柏液涂剂	56.9816	49.3689
44	31	妇科千金胶囊 / 片	56.5588	56.3179
45	33	鸦胆子油乳注射液	56.4175	55.9763
46	62	注射用丹参多酚酸盐	56.2736	53.1369

续表

有效维度排名	综合排名	中成药名称	有效维度模拟评分	综合模拟评分
47	121	槐杞黄颗粒	56.2334	49.0037
48	4	五灵胶囊	55.9780	63.1242
49	70	茵栀黄口服液	55.6340	52.2664
50	124	开喉剑喷雾剂（儿童型）	55.4028	48.7928
51	103	癃清片	54.9103	50.3600
52	130	定坤丹	54.8679	48.0699
53	131	肾炎康复片	54.8389	48.0517
54	3	注射用血栓通（冻干）	54.7723	65.7031
55	161	鳖甲煎丸	54.7224	45.7275
56	126	小儿豉翘清热颗粒	54.6937	48.7296
57	51	金水宝胶囊 / 片	54.6691	53.9168
58	106	四磨汤口服液	54.6386	50.2282
59	46	消痛贴膏	54.5880	54.6852
60	68	前列舒通胶囊	54.5524	52.6429
61	147	血塞通软胶囊	54.3665	46.5446
62	13	气滞胃痛颗粒	53.9799	60.1921
63	28	馥感啉口服液	53.9000	56.3933
64	157	清浊祛毒丸	53.8379	45.8658
65	18	复方苁蓉益智胶囊	53.7227	58.7153
66	138	青鹏软膏	53.5501	47.4453
67	139	金莲清热泡腾片	53.5296	47.4303
68	86	百乐眠胶囊	53.4153	51.0489
69	97	小金胶囊	53.3841	50.7203
70	77	胃复春片 / 胶囊	53.3316	51.8295
71	123	华蟾素片	53.2137	48.8251
72	83	红金消结胶囊	53.0837	51.2135
73	48	正清风痛宁缓释片	53.0206	54.4302
74	122	强肝胶囊	52.9873	48.9969
75	143	安络化纤丸	52.9265	47.0428
76	65	尪痹片	52.8552	52.8342
77	40	甘桔冰梅片	52.8481	55.1639

续表

有效维度排名	综合排名	中成药名称	有效维度模拟评分	综合模拟评分
78	109	冠心丹参滴丸	52.7432	50.0767
79	99	蓝芩口服液	52.6815	50.5080
80	136	肺力咳合剂	52.5308	47.6350
81	95	胆宁片	52.5208	50.7335
82	156	振源胶囊	52.5167	45.9651
83	76	强力定眩片	52.4596	51.8384
84	177	保妇康栓	52.2734	44.4276
85	110	华蟾素胶囊	52.2443	50.0712
86	129	脉血康胶囊	52.0940	48.3415
87	75	致康胶囊	51.9092	51.8414
88	113	九味镇心颗粒	51.7765	49.6757
89	105	三金片	51.7677	50.2617
90	26	苦碟子注射液	51.6402	57.2811
91	102	益肾化湿颗粒	51.6280	50.4010
92	186	热淋清颗粒	51.6062	42.8166
93	91	摩罗丹（浓缩丸）	51.5394	50.8471
94	104	滋肾育胎丸	51.4189	50.3557
95	30	芩香清解口服液	51.3529	56.3462
96	96	云南白药胶囊	51.1395	50.7225
97	36	丹蒌片	51.0232	55.6873
98	43	痹祺胶囊	50.8502	54.8722
99	120	金花清感颗粒	50.7642	49.0155
100	127	木丹颗粒	50.5620	48.4039
101	57	海昆肾喜胶囊	50.4937	53.3560
102	119	地榆升白片	50.2353	49.0743
103	114	华佗再造丸	50.2170	49.6387
104	42	清宣止咳颗粒	50.1789	54.9552
105	118	康妇炎胶囊	50.1269	49.2698
106	134	脉管复康片	50.1072	47.8430
107	73	祖师麻膏药	50.1064	52.0316
108	211	枫蓼肠胃康颗粒	49.9688	40.5255

续表

有效维度排名	综合排名	中成药名称	有效维度模拟评分	综合模拟评分
109	74	湿润烧伤膏	49.9598	51.8418
110	55	全杜仲胶囊	49.8046	53.4157
111	39	滑膜炎颗粒	49.7456	55.3938
112	66	扶正化瘀胶囊 / 片	49.3922	52.8164
113	141	散结镇痛胶囊	49.1712	47.3284
114	56	苦黄注射液 / 颗粒	49.1627	53.3645
115	90	还少胶囊	49.0900	50.9799
116	72	芎倍注射液	49.0773	52.0610
117	111	银杏内酯注射液	49.0091	49.8109
118	163	鼻渊通窍颗粒	48.6702	45.5267
119	59	肾康注射液	48.5122	53.2628
120	153	康妇消炎栓	48.3845	46.2494
121	137	坤泰胶囊	48.1799	47.5266
122	87	玉屏风颗粒	48.0721	51.0483
123	117	三七通舒胶囊	48.0639	49.2779
124	23	葛根汤颗粒	47.9344	57.8726
125	202	复方金钱草颗粒	47.8829	41.4307
126	58	恒古骨伤愈合剂	47.8095	53.2999
127	168	八宝丹胶囊	47.7266	45.1138
128	101	天芪降糖胶囊	47.1030	50.4042
129	164	昆仙胶囊	46.7952	45.4567
130	21	普乐安片	46.2323	58.3859
131	67	筋骨痛消丸	46.1223	52.6815
132	125	小儿柴桂退热颗粒	45.6017	48.7593
133	142	京万红软膏	45.0639	47.0660
134	133	西帕依固龈液	44.7354	47.9731
135	107	藿香正气口服液	44.6475	50.1907
136	24	六神丸 / 胶囊	44.5037	57.7457
137	78	腰痛宁胶囊	44.4322	51.6975
138	173	安神补心六味丸	44.4035	44.7300
139	167	寒喘祖帕颗粒	44.3259	45.3315

续表

有效维度排名	综合排名	中成药名称	有效维度模拟评分	综合模拟评分
140	61	小儿咳喘灵口服液	44.2266	53.1403
141	194	金嗓散结丸	44.0637	41.9921
142	115	抗病毒颗粒	43.9172	49.5963
143	93	一清胶囊	43.6284	50.7935
144	159	藤黄健骨片	43.6284	45.7389
145	144	麒麟丸	43.4995	46.7925
146	84	祖卡木颗粒	43.4729	51.1499
147	132	龙胆泻肝丸	43.4601	48.0514
148	41	强力枇杷露（无糖型）	43.4152	54.9985
149	172	固肾安胎丸	43.4041	44.7962
150	169	疏肝益阳胶囊	43.1908	45.0472
151	180	葆宫止血颗粒	43.0599	43.9504
152	179	裸花紫珠片	42.7417	44.3418
153	89	尿清舒颗粒	42.6681	51.0228
154	108	新癀片	42.6559	50.1079
155	85	宣肺止嗽合剂	42.3164	51.0604
156	44	前列欣胶囊	42.0334	54.7125
157	192	坤宝丸	42.0334	42.2269
158	155	中风回春片	42.0249	46.1734
159	149	王氏保赤丸	41.7585	46.4290
160	165	五子衍宗丸	41.7335	45.4242
161	182	菖麻熄风片	41.7335	43.3437
162	152	胃肠安丸	41.4442	46.3438
163	100	安胃疡胶囊	41.0911	50.4062
164	135	除湿止痒软膏	41.0625	47.8390
165	150	片仔癀	40.7960	46.3672
166	198	小儿肺热咳喘颗粒	40.7960	41.6465
167	140	抗病毒口服液	40.5081	47.4118
168	145	冰黄肤乐软膏	40.2929	46.6666
169	178	益肾蠲痹丸	40.2914	44.3677
170	191	金刚藤胶囊	40.2634	42.2286
171	82	复方芩兰口服液	40.1550	51.2734

续表

有效维度排名	综合排名	中成药名称	有效维度模拟评分	综合模拟评分
172	98	心速宁胶囊	40.1385	50.6016
173	71	马应龙麝香痔疮膏	39.9242	52.1691
174	176	白脉软膏	39.8635	44.4844
175	154	复方黄黛片	39.6592	46.1973
176	69	银花泌炎灵片	39.5336	52.4876
177	112	龙血竭片	39.3559	49.7842
178	148	葛酮通络胶囊	39.1953	46.4886
179	88	阿胶强骨口服液	38.9132	51.0408
180	181	四妙丸	38.9011	43.6983
181	166	复方一枝蒿颗粒	38.6123	45.3955
182	63	万通筋骨片	37.8855	53.0523
183	208	血尿安胶囊	37.8132	40.8244
184	184	花红胶囊 / 片 / 颗粒	37.7691	43.1963
185	197	诺迪康胶囊	37.1761	41.7331
186	187	化瘀散结灌肠液	36.5509	42.5576
187	174	升血小板胶囊	35.5912	44.6672
188	207	冠心泰丸	35.5912	40.8362
189	221	养胃舒颗粒	35.4138	38.3203
190	183	龟龄集胶囊	35.3195	43.3199
191	190	大黄䗪虫丸	35.0772	42.3616
192	162	正骨水	35.0666	45.6791
193	151	潞党参口服液	34.1412	46.3510
194	195	急支糖浆	34.1412	41.8043
195	175	如意金黄散	33.8127	44.6091
196	189	元胡止痛滴丸	33.7546	42.4823
197	204	跌打七厘片	33.5112	40.9931
198	214	独一味胶囊	33.4631	39.2998
199	94	胆木浸膏糖浆	33.1814	50.7698
200	171	驴胶补血颗粒	33.1814	44.8332
201	193	生白口服液	33.1814	42.2135
202	220	黄精赞育胶囊	33.1814	38.3733
203	223	猪苓多糖胶囊	33.1814	37.3917

续表

有效维度排名	综合排名	中成药名称	有效维度模拟评分	综合模拟评分
204	185	百蕊颗粒	32.9555	43.0091
205	216	百令片	32.8802	39.1004
206	201	小儿咳喘灵颗粒	32.6640	41.4836
207	146	通络祛痛膏	32.5887	46.6056
208	203	金嗓利咽丸	32.5887	41.1977
209	206	七十味珍珠丸	32.5887	40.9089
210	215	热淋清胶囊	32.5887	39.1156
211	212	罗浮山风湿膏药	31.5806	40.4132
212	234	赛霉安散	31.5806	32.9692
213	188	茵胆平肝胶囊	31.1186	42.5178
214	200	温胃舒颗粒	31.1186	41.5467
215	213	橡皮生肌膏	31.1186	39.7404
216	196	健肝乐颗粒	30.9938	41.7638
217	199	肾宝片	30.9938	41.5622
218	219	小儿柴芩清解颗粒	30.9938	38.5014
219	217	乳块消颗粒	30.9096	38.9252
220	209	十味龙胆花胶囊	30.4916	40.7644
221	229	复方木鸡颗粒	30.4916	36.0552
222	218	普济痔疮栓	29.9856	38.6665
223	205	扫日劳清肺止咳胶囊	29.5676	40.9710
224	224	十五味赛尔斗丸	29.5676	37.2723
225	210	江中牌健胃消食片	27.1579	40.7595
226	222	寒痛乐熨剂	27.1579	38.1981
227	225	蝽龙定喘合剂	27.1579	36.9784
228	226	仁青常觉	27.1579	36.9483
229	227	注射用青蒿琥酯	27.1579	36.7869
230	228	丁桂儿脐贴	27.1579	36.5172
231	230	参茸固本还少丸	27.1579	36.0204
232	231	维血宁合剂	27.1579	35.8638
233	232	雷公藤多苷片	27.1579	35.4663
234	233	珍宝丸	27.1579	34.0524
235	235	芪蓉润肠口服液	27.1579	32.6556

（三）安全维度排名结果情况

安全维度评价从“风险预防—实地监测—风险上报—风险处理—机制研究”的全链条安全数据的监控开展系统评价。综合考虑药品安全性研究、风险预警研究和实验室研究等证据，得出安全维度模拟评分结果，然后按照分数由高到低降序排列，形成参评药品在安全维度的排名情况。

通过比较分析安全维度排名与综合排名间差异、安全维度模拟评分与综合模拟评分间差异等问题，可以分析参评药品安全维度与综合情况间的联系。主要从以下 3 个方面进行：① 当安全维度排名不低于综合排名时，说明安全维度的证据水平与其他维度相比处于平均水平以上；② 当安全维度排名低于综合排名时，说明该参评品种在安全维度的证据水平低于平均水平，在未来进行药品科研投入时要着重加强安全性相关研究的比重，提高药品安全维度的证据水平；③ 在安全性证据水平提升方向上，要着重关注安全维度模拟评分间的差异，主要包含以下 2 个关键点：一是排名前后品种的安全维度模拟评分差异情况；二是与安全维度排名较高的同类品种在安全维度的模拟评分差异情况。具体情况参见表 4.26。

表 4.26　235 个参评中成药安全维度模拟评分及排名

安全维度排名	综合排名	中成药名称	安全维度模拟评分	综合模拟评分
1	1	喜炎平注射液	70.3288	69.4877
2	14	血必净注射液	67.0543	59.9780
3	7	痰热清胶囊 / 注射液	65.7030	62.3244
4	12	疏血通注射液	65.6528	60.6346
5	3	注射用血栓通（冻干）	65.1257	65.7031
6	15	舒血宁注射液	64.5927	59.8762
7	26	苦碟子注射液	64.1037	57.2811
8	30	芩香清解口服液	63.6853	56.3462
9	2	生血宝合剂	63.2348	67.2724
10	59	肾康注射液	62.8882	53.2628
11	10	参麦注射液	62.8812	61.7130
12	24	六神丸 / 胶囊	62.6626	57.7457
13	8	热毒宁注射液	61.4383	62.2072
14	28	馥感啉口服液	61.4082	56.3933
15	23	葛根汤颗粒	61.3686	57.8726
16	9	疏风解毒胶囊	61.3672	61.9865

续表

安全维度排名	综合排名	中成药名称	安全维度模拟评分	综合模拟评分
17	61	小儿咳喘灵口服液	61.0002	53.1403
18	4	五灵胶囊	60.0158	63.1242
19	21	普乐安片	59.7256	58.3859
20	41	强力枇杷露（无糖型）	59.2347	54.9985
21	39	滑膜炎颗粒	59.1186	55.3938
22	85	宣肺止嗽合剂	58.6246	51.0604
23	18	复方苁蓉益智胶囊	58.0051	58.7153
24	57	海昆肾喜胶囊	57.8352	53.3560
25	82	复方芩兰口服液	57.5427	51.2734
26	33	鸦胆子油乳注射液	57.4705	55.9763
27	94	胆木浸膏糖浆	57.1588	50.7698
28	50	乌灵胶囊	56.8577	54.1990
29	89	尿清舒颗粒	56.8525	51.0228
30	44	前列欣胶囊	56.6344	54.7125
31	56	苦黄注射液 / 颗粒	56.5938	53.3645
32	6	参芪扶正注射液	56.5091	62.6447
33	115	抗病毒颗粒	56.4824	49.5963
34	37	复方苦参注射液	56.358	55.6613
35	88	阿胶强骨口服液	56.1413	51.0408
36	43	痹祺胶囊	56.0284	54.8722
37	135	除湿止痒软膏	55.9743	47.839
38	45	抗感颗粒	55.4081	54.6897
39	62	注射用丹参多酚酸盐	55.2880	53.1369
40	53	苏黄止咳胶囊	54.8411	53.8532
41	63	万通筋骨片	54.6744	53.0523
42	72	芎倍注射液	54.6483	52.0610
43	99	蓝芩口服液	54.3136	50.5080
44	13	气滞胃痛颗粒	54.2497	60.1921
45	46	消痛贴膏	54.1821	54.6852
46	5	百令胶囊	54.1741	62.9478
47	55	全杜仲胶囊	54.0886	53.4157

续表

安全维度排名	综合排名	中成药名称	安全维度模拟评分	综合模拟评分
48	75	致康胶囊	53.6465	51.8414
49	121	槐杞黄颗粒	53.5958	49.0037
50	90	还少胶囊	53.5878	50.9799
51	49	尿毒清颗粒（无糖型）	53.5453	54.3347
52	22	速效救心丸	53.5154	58.3087
53	66	扶正化瘀胶囊 / 片	53.4389	52.8164
54	27	血脂康胶囊	53.2826	56.6641
55	51	金水宝胶囊 / 片	53.2503	53.9168
56	48	正清风痛宁缓释片	53.2314	54.4302
57	58	恒古骨伤愈合剂	52.9663	53.2999
58	100	安胃疡胶囊	52.8937	50.4062
59	71	马应龙麝香痔疮膏	52.8837	52.1691
60	32	润燥止痒胶囊	52.8193	56.1279
61	162	正骨水	52.3100	45.6791
62	166	复方一枝蒿颗粒	52.1969	45.3955
63	74	湿润烧伤膏	52.1798	51.8418
64	40	甘桔冰梅片	52.1636	55.1639
65	42	清宣止咳颗粒	51.7974	54.9552
66	16	仙灵骨葆胶囊	51.7925	59.3261
67	73	祖师麻膏药	51.7814	52.0316
68	83	红金消结胶囊	51.7608	51.2135
69	86	百乐眠胶囊	51.6092	51.0489
70	84	祖卡木颗粒	51.5943	51.1499
71	111	银杏内酯注射液	51.4590	49.8109
72	36	丹蒌片	51.2194	55.6873
73	142	京万红软膏	51.0962	47.0660
74	101	天芪降糖胶囊	50.8940	50.4042
75	91	摩罗丹（浓缩丸）	50.8814	50.8471
76	116	复方黄柏液涂剂	50.6337	49.3689
77	52	养血清脑颗粒	50.6102	53.8928
78	132	龙胆泻肝丸	50.6008	48.0514

续表

安全维度排名	综合排名	中成药名称	安全维度模拟评分	综合模拟评分
79	125	小儿柴桂退热颗粒	50.4777	48.7593
80	98	心速宁胶囊	50.4352	50.6016
81	108	新癀片	50.4320	50.1079
82	11	桂枝茯苓胶囊	50.0561	60.7142
83	69	银花泌炎灵片	50.0176	52.4876
84	67	筋骨痛消丸	49.9608	52.6815
85	113	九味镇心颗粒	49.7066	49.6757
86	54	心脉隆注射液	49.5851	53.7567
87	68	前列舒通胶囊	49.5199	52.6429
88	138	青鹏软膏	49.4060	47.4453
89	178	益肾蠲痹丸	49.3475	44.3677
90	123	华蟾素片	49.3348	48.8251
91	96	云南白药胶囊	49.2337	50.7225
92	19	麝香通心滴丸	49.2030	58.5589
93	117	三七通舒胶囊	49.1959	49.2779
94	165	五子衍宗丸	49.1938	45.4242
95	134	脉管复康片	48.9748	47.8430
96	188	茵胆平肝胶囊	48.8942	42.5178
97	93	一清胶囊	48.7370	50.7935
98	112	龙血竭片	48.4515	49.7842
99	118	康妇炎胶囊	48.4159	49.2698
100	175	如意金黄散	48.3942	44.6091
101	78	腰痛宁胶囊	48.3408	51.6975
102	200	温胃舒颗粒	48.3013	41.5467
103	174	升血小板胶囊	48.0802	44.6672
104	189	元胡止痛滴丸	48.0489	42.4823
105	107	藿香正气口服液	47.6686	50.1907
106	133	西帕依固龈液	47.6386	47.9731
107	205	扫日劳清肺止咳胶囊	47.5752	40.9710
108	38	复方血栓通胶囊	47.4798	55.6352
109	152	胃肠安丸	47.4252	46.3438

续表

安全维度排名	综合排名	中成药名称	安全维度模拟评分	综合模拟评分
110	35	黄葵胶囊	47.2970	55.7048
111	103	瘙清片	47.2152	50.3600
112	187	化瘀散结灌肠液	47.1207	42.5576
113	195	急支糖浆	47.0141	41.8043
114	210	江中牌健胃消食片	46.9786	40.7595
115	104	滋肾育胎丸	46.9708	50.3557
116	17	稳心颗粒	46.9692	59.0377
117	183	龟龄集胶囊	46.9242	43.3199
118	110	华蟾素胶囊	46.7851	50.0712
119	102	益肾化湿颗粒	46.7717	50.4010
120	64	安宫牛黄丸	46.4590	52.8361
121	145	冰黄肤乐软膏	46.1017	46.6666
122	213	橡皮生肌膏	46.0798	39.7404
123	222	寒痛乐熨剂	45.9974	38.1981
124	120	金花清感颗粒	45.9473	49.0155
125	164	昆仙胶囊	45.8475	45.4567
126	153	康妇消炎栓	45.6517	46.2494
127	25	灯盏生脉胶囊	45.6248	57.3349
128	146	通络祛痛膏	45.5275	46.6056
129	144	麒麟丸	45.3833	46.7925
130	87	玉屏风颗粒	45.3484	51.0483
131	193	生白口服液	45.2614	42.2135
132	151	潞党参口服液	45.1235	46.3510
133	169	疏肝益阳胶囊	45.0064	45.0472
134	126	小儿豉翘清热颗粒	44.9188	48.7296
135	76	强力定眩片	44.8443	51.8384
136	201	小儿咳喘灵颗粒	44.5329	41.4836
137	31	妇科千金胶囊 / 片	44.4966	56.3179
138	137	坤泰胶囊	44.3837	47.5266
139	105	三金片	44.3593	50.2617
140	171	驴胶补血颗粒	44.3583	44.8332

续表

安全维度排名	综合排名	中成药名称	安全维度模拟评分	综合模拟评分
141	216	百令片	44.3466	39.1004
142	80	复方鳖甲软肝片	44.2344	51.4074
143	127	木丹颗粒	44.1175	48.4039
144	172	固肾安胎丸	44.1078	44.7962
145	199	肾宝片	43.9972	41.5622
146	140	抗病毒口服液	43.9933	47.4118
147	148	葛酮通络胶囊	43.9319	46.4886
148	150	片仔癀	43.8201	46.3672
149	47	脑心通胶囊	43.8120	54.4984
150	34	舒肝解郁胶囊	43.7668	55.7856
151	176	白脉软膏	43.4848	44.4844
152	232	雷公藤多苷片	43.4507	35.4663
153	221	养胃舒颗粒	43.2911	38.3203
154	29	宁泌泰胶囊	43.234	56.3678
155	184	花红胶囊 / 片 / 颗粒	43.0497	43.1963
156	124	开喉剑喷雾剂（儿童型）	43.0217	48.7928
157	192	坤宝丸	42.8402	42.2269
158	182	菖麻熄风片	42.8221	43.3437
159	196	健肝乐颗粒	42.6579	41.7638
160	95	胆宁片	42.4261	50.7335
161	217	乳块消颗粒	42.4027	38.9252
162	60	芪参益气滴丸	42.3240	53.2352
163	219	小儿柴芩清解颗粒	42.1473	38.5014
164	129	脉血康胶囊	41.9724	48.3415
165	227	注射用青蒿琥酯	41.9043	36.7869
166	155	中风回春片	41.8707	46.1734
167	70	茵栀黄口服液	41.7737	52.2664
168	208	血尿安胶囊	41.7459	40.8244
169	190	大黄䗪虫丸	41.6763	42.3616
170	77	胃复春片 / 胶囊	41.5315	51.8295
171	139	金莲清热泡腾片	41.5128	47.4303
172	215	热淋清胶囊	41.4866	39.1156

续表

安全维度排名	综合排名	中成药名称	安全维度模拟评分	综合模拟评分
173	154	复方黄黛片	41.4197	46.1973
174	109	冠心丹参滴丸	41.2631	50.0767
175	156	振源胶囊	41.1318	45.9651
176	159	藤黄健骨片	40.8561	45.7389
177	181	四妙丸	40.7741	43.6983
178	228	丁桂儿脐贴	40.4739	36.5172
179	197	诺迪康胶囊	40.4342	41.7331
180	177	保妇康栓	40.3725	44.4276
181	218	普济痔疮栓	40.2775	38.6665
182	20	麝香保心丸	39.8760	58.4727
183	198	小儿肺热咳喘颗粒	39.8583	41.6465
184	106	四磨汤口服液	39.7783	50.2282
185	185	百蕊颗粒	39.7561	43.0091
186	143	安络化纤丸	39.4283	47.0428
187	141	散结镇痛胶囊	39.3522	47.3284
188	65	尪痹片	39.2518	52.8342
189	114	华佗再造丸	39.2484	49.6387
190	92	芪苈强心胶囊	39.1757	50.8371
191	220	黄精赞育胶囊	39.1598	38.3733
192	167	寒喘祖帕颗粒	39.1199	45.3315
193	209	十味龙胆花胶囊	39.0294	40.7644
194	131	肾炎康复片	38.9720	48.0517
195	122	强肝胶囊	38.9319	48.9969
196	206	七十味珍珠丸	38.7852	40.9089
197	212	罗浮山风湿膏药	38.7249	40.4132
198	230	参茸固本还少丸	38.6590	36.0204
199	214	独一味胶囊	38.6052	39.2998
200	179	裸花紫珠片	38.3627	44.3418
201	163	鼻渊通窍颗粒	38.0004	45.5267
202	204	跌打七厘片	37.9424	40.9931
203	130	定坤丹	37.8277	48.0699
204	81	心可舒片	37.6888	51.3167

续表

安全维度排名	综合排名	中成药名称	安全维度模拟评分	综合模拟评分
205	128	康复新液	37.5116	48.3861
206	226	仁青常觉	37.4576	36.9483
207	157	清浊祛毒丸	37.4231	45.8658
208	79	参松养心胶囊	37.2167	51.4885
209	191	金刚藤胶囊	37.0266	42.2286
210	97	小金胶囊	36.8346	50.7203
211	119	地榆升白片	36.4201	49.0743
212	223	猪苓多糖胶囊	35.9696	37.3917
213	136	肺力咳合剂	35.8759	47.6350
214	194	金嗓散结丸	35.6548	41.9921
215	203	金嗓利咽丸	35.6548	41.1977
216	147	血塞通软胶囊	35.3041	46.5446
217	207	冠心泰丸	35.1961	40.8362
218	224	十五味赛尔斗丸	34.8731	37.2723
219	149	王氏保赤丸	34.7760	46.4290
220	229	复方木鸡颗粒	33.9221	36.0552
221	225	蟾龙定喘合剂	33.7078	36.9784
222	158	蒲地蓝消炎口服液	33.5905	45.8424
223	173	安神补心六味丸	33.3166	44.7300
224	235	芪蓉润肠口服液	33.2265	32.6556
225	168	八宝丹胶囊	33.1019	45.1138
226	231	维血宁合剂	31.8303	35.8638
227	160	天智颗粒	31.7670	45.7326
228	161	鳖甲煎丸	31.6958	45.7275
229	233	珍宝丸	31.1758	34.0524
230	180	葆宫止血颗粒	30.7283	43.9504
231	202	复方金钱草颗粒	29.5950	41.4307
232	234	赛霉安散	29.4080	32.9692
233	170	银丹心脑通软胶囊	29.3333	44.8531
234	186	热淋清颗粒	28.9313	42.8166
235	211	枫蓼肠胃康颗粒	25.0527	40.5255

（四）经济维度排名结果情况

经济维度基于“科学研究—助力决策依据—政策反辅研究”的优化循环评价模式，综合考虑药物准入政策情况、药物经济学评价研究相关结果及质量等内容，得出经济维度模拟评分结果，然后按照分数由高到低降序排列，形成参评药品在经济维度的排名情况。

通过比较分析经济维度排名与综合排名间差异、经济维度模拟评分与综合模拟评分间差异等问题，可以分析参评药品经济维度与综合情况间的联系。主要从以下 3 个方面进行：① 当经济维度排名不低于综合排名时，说明经济维度的证据水平与其他维度相比处于平均水平以上；② 当经济维度排名低于综合排名时，说明该参评品种在经济维度的证据水平低于平均水平，在未来进行药品科研投入时要着重加强经济性相关研究的比重，提高药品经济维度的证据水平；③ 在经济性证据水平提升方向上，要着重关注经济维度模拟评分间的差异，主要包含以下 2 个关键点：一是排名前后品种的经济维度模拟评分差异情况；二是与经济维度排名较高的同类品种在经济维度的模拟评分差异情况。具体情况参见表 4.27。

表 4.27　235 个参评中成药经济维度模拟评分及排名

经济维度排名	综合排名	中成药名称	经济维度模拟评分	综合模拟评分
1	3	注射用血栓通（冻干）	90.2383	65.7031
2	2	生血宝合剂	87.0257	67.2724
3	16	仙灵骨葆胶囊	87.0257	59.3261
4	9	疏风解毒胶囊	83.5943	61.9865
5	32	润燥止痒胶囊	83.5943	56.1279
6	20	麝香保心丸	83.5943	58.4727
7	22	速效救心丸	83.4690	58.3087
8	42	清宣止咳颗粒	83.4690	54.9552
9	27	血脂康胶囊	82.0262	56.6641
10	96	云南白药胶囊	82.0262	50.7225
11	46	消痛贴膏	80.2387	54.6852
12	11	桂枝茯苓胶囊	80.1151	60.7142
13	24	六神丸 / 胶囊	78.5947	57.7457
14	13	气滞胃痛颗粒	78.5947	60.1921
15	87	玉屏风颗粒	78.5947	51.0483
16	97	小金胶囊	78.4110	50.7203

续表

经济维度排名	综合排名	中成药名称	经济维度模拟评分	综合模拟评分
17	5	百令胶囊	77.7850	62.9478
18	47	脑心通胶囊	76.1233	54.4984
19	70	茵栀黄口服液	75.2649	52.2664
20	52	养血清脑颗粒	75.1155	53.8928
21	131	肾炎康复片	75.1155	48.0517
22	10	参麦注射液	74.6190	61.7130
23	74	湿润烧伤膏	74.3536	51.8418
24	17	稳心颗粒	74.3536	59.0377
25	185	百蕊颗粒	72.7855	43.0091
26	4	五灵胶囊	72.6905	63.1242
27	31	妇科千金胶囊 / 片	72.6905	56.3179
28	25	灯盏生脉胶囊	71.6417	57.3349
29	65	尪痹片	71.2812	52.8342
30	38	复方血栓通胶囊	70.2654	55.6352
31	79	参松养心胶囊	70.2654	51.4885
32	1	喜炎平注射液	70.2526	69.4877
33	21	普乐安片	70.1374	58.3859
34	154	复方黄黛片	69.3540	46.1973
35	15	舒血宁注射液	68.8098	59.8762
36	6	参芪扶正注射液	68.8098	62.6447
37	54	心脉隆注射液	68.4828	53.7567
38	108	新癀片	67.8497	50.1079
39	136	肺力咳合剂	67.8497	47.6350
40	7	痰热清胶囊 / 注射液	67.666	62.3244
41	55	全杜仲胶囊	67.0400	53.4157
42	146	通络祛痛膏	67.0400	46.6056
43	127	木丹颗粒	67.0400	48.4039
44	29	宁泌泰胶囊	65.8962	56.3678
45	122	强肝胶囊	65.8962	48.9969
46	39	滑膜炎颗粒	65.8748	55.3938
47	53	苏黄止咳胶囊	65.8748	53.8532

续表

经济维度排名	综合排名	中成药名称	经济维度模拟评分	综合模拟评分
48	91	摩罗丹（浓缩丸）	65.8748	50.8471
49	60	芪参益气滴丸	65.8748	53.2352
50	26	苦碟子注射液	63.6086	57.2811
51	37	复方苦参注射液	63.6086	55.6613
52	12	疏血通注射液	63.4833	60.6346
53	8	热毒宁注射液	63.4833	62.2072
54	23	葛根汤颗粒	63.4833	57.8726
55	43	痹祺胶囊	63.4833	54.8722
56	40	甘桔冰梅片	63.4833	55.1639
57	111	银杏内酯注射液	63.4833	49.8109
58	19	麝香通心滴丸	63.4833	58.5589
59	78	腰痛宁胶囊	63.4833	51.6975
60	106	四磨汤口服液	63.4833	50.2282
61	161	鳖甲煎丸	63.4498	45.7275
62	62	注射用丹参多酚酸盐	62.2411	53.1369
63	85	宣肺止嗽合剂	62.0405	51.0604
64	82	复方芩兰口服液	62.0405	51.2734
65	44	前列欣胶囊	62.0405	54.7125
66	36	丹蒌片	62.0405	55.6873
67	98	心速宁胶囊	62.0405	50.6016
68	148	葛酮通络胶囊	62.0405	46.4886
69	143	安络化纤丸	62.0405	47.0428
70	69	银花泌炎灵片	61.8931	52.4876
71	80	复方鳖甲软肝片	60.1294	51.4074
72	140	抗病毒口服液	60.1294	47.4118
73	28	馥感啉口服液	58.7879	56.3933
74	89	尿清舒颗粒	58.6090	51.0228
75	56	苦黄注射液 / 颗粒	58.6090	53.3645
76	73	祖师麻膏药	58.6090	52.0316
77	35	黄葵胶囊	58.6090	55.7048
78	145	冰黄肤乐软膏	58.6090	46.6666

续表

经济维度排名	综合排名	中成药名称	经济维度模拟评分	综合模拟评分
79	34	舒肝解郁胶囊	58.6090	55.7856
80	155	中风回春片	58.6090	46.1734
81	173	安神补心六味丸	58.6090	44.7300
82	109	冠心丹参滴丸	57.7043	50.0767
83	158	蒲地蓝消炎口服液	55.3564	45.8424
84	59	肾康注射液	55.2792	53.2628
85	30	芩香清解口服液	55.1298	56.3462
86	18	复方苁蓉益智胶囊	55.1298	58.7153
87	63	万通筋骨片	55.1298	53.0523
88	58	恒古骨伤愈合剂	55.1298	53.2999
89	112	龙血竭片	55.1298	49.7842
90	118	康妇炎胶囊	55.1298	49.2698
91	76	强力定眩片	55.1298	51.8384
92	77	胃复春片 / 胶囊	55.1298	51.8295
93	128	康复新液	55.1298	48.3861
94	119	地榆升白片	55.1298	49.0743
95	88	阿胶强骨口服液	53.7883	51.0408
96	45	抗感颗粒	53.7883	54.6897
97	196	健肝乐颗粒	52.7048	41.7638
98	67	筋骨痛消丸	50.3569	52.6815
99	203	金嗓利咽丸	50.3569	41.1977
100	57	海昆肾喜胶囊	50.2797	53.3560
101	75	致康胶囊	50.2797	51.8414
102	163	鼻渊通窍颗粒	47.8546	45.5267
103	41	强力枇杷露（无糖型）	44.6678	54.9985
104	50	乌灵胶囊	44.6678	54.1990
105	49	尿毒清颗粒（无糖型）	44.6678	54.3347
106	48	正清风痛宁缓释片	44.6678	54.4302
107	100	安胃疡胶囊	44.6678	50.4062
108	71	马应龙麝香痔疮膏	44.6678	52.1691
109	83	红金消结胶囊	44.6678	51.2135

续表

经济维度排名	综合排名	中成药名称	经济维度模拟评分	综合模拟评分
110	142	京万红软膏	44.6678	47.0660
111	123	华蟾素片	44.6678	48.8251
112	175	如意金黄散	44.6678	44.6091
113	107	藿香正气口服液	44.6678	50.1907
114	103	癃清片	44.6678	50.3600
115	110	华蟾素胶囊	44.6678	50.0712
116	64	安宫牛黄丸	44.6678	52.8361
117	137	坤泰胶囊	44.6678	47.5266
118	105	三金片	44.6678	50.2617
119	232	雷公藤多苷片	44.6678	35.4663
120	184	花红胶囊 / 片 / 颗粒	44.6678	43.1963
121	227	注射用青蒿琥酯	44.6678	36.7869
122	181	四妙丸	44.6678	43.6983
123	177	保妇康栓	44.6678	44.4276
124	114	华佗再造丸	44.6678	49.6387
125	92	芪苈强心胶囊	44.6678	50.8371
126	180	葆宫止血颗粒	44.6678	43.9504
127	169	疏肝益阳胶囊	44.4526	45.0472
128	72	芎倍注射液	39.6024	52.0610
129	135	除湿止痒软膏	35.4271	47.8390
130	66	扶正化瘀胶囊 / 片	35.4271	52.8164
131	51	金水宝胶囊 / 片	35.4271	53.9168
132	84	祖卡木颗粒	35.4271	51.1499
133	101	天芪降糖胶囊	35.4271	50.4042
134	116	复方黄柏液涂剂	35.4271	49.3689
135	125	小儿柴桂退热颗粒	35.4271	48.7593
136	134	脉管复康片	35.4271	47.8430
137	93	一清胶囊	35.4271	50.7935
138	174	升血小板胶囊	35.4271	44.6672
139	189	元胡止痛滴丸	35.4271	42.4823
140	133	西帕依固龈液	35.4271	47.9731

续表

经济维度排名	综合排名	中成药名称	经济维度模拟评分	综合模拟评分
141	195	急支糖浆	35.4271	41.8043
142	104	滋肾育胎丸	35.4271	50.3557
143	120	金花清感颗粒	35.4271	49.0155
144	129	脉血康胶囊	35.4271	48.3415
145	197	诺迪康胶囊	35.4271	41.7331
146	198	小儿肺热咳喘颗粒	35.4271	41.6465
147	167	寒喘祖帕颗粒	35.4271	45.3315
148	214	独一味胶囊	35.4271	39.2998
149	130	定坤丹	35.4271	48.0699
150	194	金嗓散结丸	35.4271	41.9921
151	170	银丹心脑通软胶囊	35.4271	44.8531
152	132	龙胆泻肝丸	33.9228	48.0514
153	81	心可舒片	33.9228	51.3167
154	14	血必净注射液	24.6821	59.9780
155	61	小儿咳喘灵口服液	24.6821	53.1403
156	33	鸦胆子油乳注射液	24.6821	55.9763
157	115	抗病毒颗粒	24.6821	49.5963
158	99	蓝芩口服液	24.6821	50.5080
159	162	正骨水	24.6821	45.6791
160	86	百乐眠胶囊	24.6821	51.0489
161	113	九味镇心颗粒	24.6821	49.6757
162	68	前列舒通胶囊	24.6821	52.6429
163	138	青鹏软膏	24.6821	47.4453
164	178	益肾蠲痹丸	24.6821	44.3677
165	117	三七通舒胶囊	24.6821	49.2779
166	200	温胃舒颗粒	24.6821	41.5467
167	205	扫日劳清肺止咳胶囊	24.6821	40.9710
168	152	胃肠安丸	24.6821	46.3438
169	187	化瘀散结灌肠液	24.6821	42.5576
170	102	益肾化湿颗粒	24.6821	50.4010
171	164	昆仙胶囊	24.6821	45.4567
172	153	康妇消炎栓	24.6821	46.2494

续表

经济维度排名	综合排名	中成药名称	经济维度模拟评分	综合模拟评分
173	193	生白口服液	24.6821	42.2135
174	151	潞党参口服液	24.6821	46.3510
175	126	小儿豉翘清热颗粒	24.6821	48.7296
176	201	小儿咳喘灵颗粒	24.6821	41.4836
177	171	驴胶补血颗粒	24.6821	44.8332
178	216	百令片	24.6821	39.1004
179	176	白脉软膏	24.6821	44.4844
180	221	养胃舒颗粒	24.6821	38.3203
181	124	开喉剑喷雾剂（儿童型）	24.6821	48.7928
182	95	胆宁片	24.6821	50.7335
183	217	乳块消颗粒	24.6821	38.9252
184	208	血尿安胶囊	24.6821	40.8244
185	190	大黄䗪虫丸	24.6821	42.3616
186	215	热淋清胶囊	24.6821	39.1156
187	156	振源胶囊	24.6821	45.9651
188	159	藤黄健骨片	24.6821	45.7389
189	218	普济痔疮栓	24.6821	38.6665
190	141	散结镇痛胶囊	24.6821	47.3284
191	209	十味龙胆花胶囊	24.6821	40.7644
192	206	七十味珍珠丸	24.6821	40.9089
193	212	罗浮山风湿膏药	24.6821	40.4132
194	179	裸花紫珠片	24.6821	44.3418
195	204	跌打七厘片	24.6821	40.9931
196	226	仁青常觉	24.6821	36.9483
197	157	清浊祛毒丸	24.6821	45.8658
198	191	金刚藤胶囊	24.6821	42.2286
199	223	猪苓多糖胶囊	24.6821	37.3917
200	147	血塞通软胶囊	24.6821	46.5446
201	149	王氏保赤丸	24.6821	46.4290
202	235	芪蓉润肠口服液	24.6821	32.6556
203	168	八宝丹胶囊	24.6821	45.1138
204	231	维血宁合剂	24.6821	35.8638

续表

经济维度排名	综合排名	中成药名称	经济维度模拟评分	综合模拟评分
205	160	天智颗粒	24.6821	45.7326
206	233	珍宝丸	24.6821	34.0524
207	202	复方金钱草颗粒	24.6821	41.4307
208	186	热淋清颗粒	24.6821	42.8166
209	211	枫蓼肠胃康颗粒	24.6821	40.5255
210	94	胆木浸膏糖浆	16.4299	50.7698
211	121	槐杞黄颗粒	16.4299	49.0037
212	90	还少胶囊	16.4299	50.9799
213	166	复方一枝蒿颗粒	16.4299	45.3955
214	165	五子衍宗丸	16.4299	45.4242
215	188	茵胆平肝胶囊	16.4299	42.5178
216	210	江中脾健胃消食片	16.4299	40.7595
217	183	龟龄集胶囊	16.4299	43.3199
218	213	橡皮生肌膏	16.4299	39.7404
219	222	寒痛乐熨剂	16.4299	38.1981
220	144	麒麟丸	16.4299	46.7925
221	172	固肾安胎丸	16.4299	44.7962
222	199	肾宝片	16.4299	41.5622
223	150	片仔癀	16.4299	46.3672
224	192	坤宝丸	16.4299	42.2269
225	182	菖麻熄风片	16.4299	43.3437
226	219	小儿柴芩清解颗粒	16.4299	38.5014
227	139	金莲清热泡腾片	16.4299	47.4303
228	228	丁桂儿脐贴	16.4299	36.5172
229	220	黄精赞育胶囊	16.4299	38.3733
230	230	参茸固本还少丸	16.4299	36.0204
231	207	冠心泰丸	16.4299	40.8362
232	224	十五味赛尔斗丸	16.4299	37.2723
233	229	复方木鸡颗粒	16.4299	36.0552
234	225	蟾龙定喘合剂	16.4299	36.9784
235	234	赛霉安散	16.4299	32.9692

（五）应用维度排名结果情况

应用维度从“生产供应—临床使用”的全过程、多方位开展系统评价。综合考虑药品说明书适应证明晰性、标签信息完整度、临床应用广泛性等证据，得出应用维度模拟评分结果，然后按照分数由高到低降序排列，形成参评药品在应用维度的排名情况。

通过比较分析应用维度排名与综合排名间差异、应用维度模拟评分与综合模拟评分间差异等问题，可以分析参评药品应用维度与综合情况间的联系。主要从以下 3 个方面进行：① 当应用维度排名不低于综合排名时，说明应用维度的证据水平与其他维度相比处于平均水平以上；② 当应用维度排名低于综合排名时，说明该参评品种在应用维度的证据水平低于平均水平，在未来进行药品科研投入时要着重加强应用性相关研究的比重，提高药品应用维度的证据水平；③ 在应用性证据水平提升方向上，要着重关注应用维度模拟评分间的差异，主要包含以下 2 个关键点：一是排名前后品种的应用维度模拟评分差异情况；二是与应用维度排名较高的同类品种在应用维度的模拟评分差异情况。具体情况参见表 4.28。

表 4.28　235 个参评中成药应用维度模拟评分及排名

应用维度排名	综合排名	中成药名称	应用维度模拟评分	综合模拟评分
1	3	注射用血栓通（冻干）	60.6660	65.7031
2	136	肺力咳合剂	60.1953	47.6350
3	146	通络祛痛膏	59.8219	46.6056
4	2	生血宝合剂	59.7648	67.2724
5	21	普乐安片	59.7231	58.3859
6	17	稳心颗粒	59.6118	59.0377
7	63	万通筋骨片	58.7133	53.0523
8	8	热毒宁注射液	58.6231	62.2072
9	5	百令胶囊	58.4152	62.9478
10	4	五灵胶囊	57.9754	63.1242
11	11	桂枝茯苓胶囊	57.8516	60.7142
12	34	舒肝解郁胶囊	57.1853	55.7856
13	18	复方苁蓉益智胶囊	56.6951	58.7153
14	69	银花泌炎灵片	56.3069	52.4876
15	150	片仔癀	56.0521	46.3672
16	71	马应龙麝香痔疮膏	55.9796	52.1691

续表

应用维度排名	综合排名	中成药名称	应用维度模拟评分	综合模拟评分
17	154	复方黄黛片	55.9058	46.1973
18	99	蓝芩口服液	55.7252	50.5080
19	141	散结镇痛胶囊	55.7140	47.3284
20	29	宁泌泰胶囊	55.5476	56.3678
21	98	心速宁胶囊	55.5093	50.6016
22	107	藿香正气口服液	55.1331	50.1907
23	52	养血清脑颗粒	55.1215	53.8928
24	47	脑心通胶囊	55.0829	54.4984
25	20	麝香保心丸	55.0106	58.4727
26	27	血脂康胶囊	54.8894	56.6641
27	140	抗病毒口服液	54.6694	47.4118
28	66	扶正化瘀胶囊 / 片	54.5660	52.8164
29	46	消痛贴膏	54.3063	54.6852
30	195	急支糖浆	54.2301	41.8043
31	35	黄葵胶囊	54.0545	55.7048
32	26	苦碟子注射液	53.7514	57.2811
33	40	甘桔冰梅片	53.0083	55.1639
34	42	清宣止咳颗粒	52.9923	54.9552
35	120	金花清感颗粒	52.8857	49.0155
36	45	抗感颗粒	52.7892	54.6897
37	68	前列舒通胶囊	52.7212	52.6429
38	144	麒麟丸	52.5002	46.7925
39	53	苏黄止咳胶囊	52.3549	53.8532
40	60	芪参益气滴丸	52.2367	53.2352
41	74	湿润烧伤膏	51.9322	51.8418
42	62	注射用丹参多酚酸盐	51.9280	53.1369
43	86	百乐眠胶囊	51.8109	51.0489
44	49	尿毒清颗粒（无糖型）	51.7749	54.3347
45	41	强力枇杷露（无糖型）	51.7618	54.9985
46	103	癃清片	51.6183	50.3600
47	114	华佗再造丸	51.4083	49.6387

续表

应用维度排名	综合排名	中成药名称	应用维度模拟评分	综合模拟评分
48	19	麝香通心滴丸	51.1192	58.5589
49	43	痹祺胶囊	50.9886	54.8722
50	44	前列欣胶囊	50.7844	54.7125
51	31	妇科千金胶囊 / 片	50.7363	56.3179
52	84	祖卡木颗粒	50.6508	51.1499
53	15	舒血宁注射液	50.628	59.8762
54	6	参芪扶正注射液	50.6016	62.6447
55	58	恒古骨伤愈合剂	50.5685	53.2999
56	100	安胃疡胶囊	50.4685	50.4062
57	64	安宫牛黄丸	50.3328	52.8361
58	92	芪苈强心胶囊	50.0677	50.8371
59	170	银丹心脑通软胶囊	50.0615	44.8531
60	211	枫蓼肠胃康颗粒	49.8183	40.5255
61	14	血必净注射液	49.8083	59.9780
62	111	银杏内酯注射液	49.6363	49.8109
63	126	小儿豉翘清热颗粒	49.5796	48.7296
64	85	宣肺止嗽合剂	49.5584	51.0604
65	143	安络化纤丸	49.5548	47.0428
66	171	驴胶补血颗粒	49.5458	44.8332
67	81	心可舒片	49.5114	51.3167
68	210	江中脾健胃消食片	49.4929	40.7595
69	59	肾康注射液	49.3702	53.2628
70	25	灯盏生脉胶囊	49.1556	57.3349
71	186	热淋清颗粒	49.0624	42.8166
72	32	润燥止痒胶囊	49.0537	56.1279
73	105	三金片	48.9849	50.2617
74	38	复方血栓通胶囊	48.9625	55.6352
75	147	血塞通软胶囊	48.9553	46.5446
76	57	海昆肾喜胶囊	48.9501	53.3560
77	67	筋骨痛消丸	48.6876	52.6815
78	148	葛酮通络胶囊	48.6485	46.4886

续表

应用维度排名	综合排名	中成药名称	应用维度模拟评分	综合模拟评分
79	10	参麦注射液	48.6059	61.7130
80	22	速效救心丸	48.5407	58.3087
81	55	全杜仲胶囊	48.4809	53.4157
82	179	裸花紫珠片	48.3757	44.3418
83	129	脉血康胶囊	48.3005	48.3415
84	79	参松养心胶囊	48.2511	51.4885
85	39	滑膜炎颗粒	48.2178	55.3938
86	214	独一味胶囊	48.1820	39.2998
87	156	振源胶囊	48.1791	45.9651
88	54	心脉隆注射液	48.1027	53.7567
89	88	阿胶强骨口服液	48.0191	51.0408
90	65	尪痹片	48.0051	52.8342
91	130	定坤丹	47.8483	48.0699
92	167	寒喘祖帕颗粒	47.6977	45.3315
93	48	正清风痛宁缓释片	47.6690	54.4302
94	137	坤泰胶囊	47.6652	47.5266
95	104	滋肾育胎丸	47.5551	50.3557
96	149	王氏保赤丸	47.4911	46.4290
97	153	康妇消炎栓	47.4880	46.2494
98	61	小儿咳喘灵口服液	47.3992	53.1403
99	165	五子衍宗丸	47.3679	45.4242
100	118	康妇炎胶囊	47.2302	49.2698
101	109	冠心丹参滴丸	47.1772	50.0767
102	1	喜炎平注射液	47.1609	69.4877
103	72	芍倍注射液	47.1248	52.0610
104	193	生白口服液	47.0598	42.2135
105	134	脉管复康片	47.0164	47.8430
106	127	木丹颗粒	46.9095	48.4039
107	80	复方鳖甲软肝片	46.8938	51.4074
108	135	除湿止痒软膏	46.8885	47.8390
109	160	天智颗粒	46.8853	45.7326

续表

应用维度排名	综合排名	中成药名称	应用维度模拟评分	综合模拟评分
110	176	白脉软膏	46.8260	44.4844
111	191	金刚藤胶囊	46.7413	42.2286
112	202	复方金钱草颗粒	46.6774	41.4307
113	180	葆宫止血颗粒	46.6765	43.9504
114	138	青鹏软膏	46.6349	47.4453
115	172	固肾安胎丸	46.632	44.7962
116	115	抗病毒颗粒	46.5583	49.5963
117	152	胃肠安丸	46.5156	46.3438
118	151	潞党参口服液	46.4882	46.3510
119	174	升血小板胶囊	46.4703	44.6672
120	94	胆木浸膏糖浆	46.4358	50.7698
121	78	腰痛宁胶囊	46.3745	51.6975
122	198	小儿肺热咳喘颗粒	46.2881	41.6465
123	30	芩香清解口服液	46.2713	56.3462
124	95	胆宁片	46.2627	50.7335
125	93	一清胶囊	46.1889	50.7935
126	50	乌灵胶囊	46.1846	54.1990
127	106	四磨汤口服液	45.8583	50.2282
128	96	云南白药胶囊	45.7989	50.7225
129	87	玉屏风颗粒	45.7784	51.0483
130	102	益肾化湿颗粒	45.5666	50.4010
131	199	肾宝片	45.5455	41.5622
132	133	西帕依固龈液	45.5319	47.9731
133	73	祖师麻膏药	45.3321	52.0316
134	110	华蟾素胶囊	45.2826	50.0712
135	24	六神丸 / 胶囊	45.1378	57.7457
136	183	龟龄集胶囊	45.1064	43.3199
137	113	九味镇心颗粒	45.0092	49.6757
138	168	八宝丹胶囊	44.8200	45.1138
139	83	红金消结胶囊	44.808	51.2135
140	76	强力定眩片	44.757	51.8384

续表

应用维度排名	综合排名	中成药名称	应用维度模拟评分	综合模拟评分
141	70	茵栀黄口服液	44.7086	52.2664
142	16	仙灵骨葆胶囊	44.6827	59.3261
143	125	小儿柴桂退热颗粒	44.3455	48.7593
144	209	十味龙胆花胶囊	44.3042	40.7644
145	82	复方芩兰口服液	44.2985	51.2734
146	116	复方黄柏液涂剂	44.2589	49.3689
147	182	菖麻熄风片	44.2380	43.3437
148	97	小金胶囊	44.1997	50.7203
149	216	百令片	44.1873	39.1004
150	197	诺迪康胶囊	44.0957	41.7331
151	77	胃复春片 / 胶囊	44.0743	51.8295
152	13	气滞胃痛颗粒	43.9613	60.1921
153	124	开喉剑喷雾剂（儿童型）	43.9471	48.7928
154	36	丹蒌片	43.9184	55.6873
155	51	金水宝胶囊 / 片	43.8717	53.9168
156	184	花红胶囊 / 片 / 颗粒	43.8067	43.1963
157	23	葛根汤颗粒	43.5455	57.8726
158	217	乳块消颗粒	43.3991	38.9252
159	145	冰黄肤乐软膏	43.3825	46.6666
160	185	百蕊颗粒	43.3715	43.0091
161	181	四妙丸	43.2991	43.6983
162	230	参茸固本还少丸	43.2595	36.0204
163	157	清浊祛毒丸	43.1484	45.8658
164	228	丁桂儿脐贴	43.0594	36.5172
165	224	十五味赛尔斗丸	43.0400	37.2723
166	9	疏风解毒胶囊	42.9640	61.9865
167	117	三七通舒胶囊	42.9133	49.2779
168	90	还少胶囊	42.8730	50.9799
169	123	华蟾素片	42.8648	48.8251
170	205	扫日劳清肺止咳胶囊	42.8211	40.9710
171	192	坤宝丸	42.6936	42.2269
172	164	昆仙胶囊	42.6891	45.4567

续表

应用维度排名	综合排名	中成药名称	应用维度模拟评分	综合模拟评分
173	101	天芪降糖胶囊	42.4771	50.4042
174	112	龙血竭片	42.4542	49.7842
175	163	鼻渊通窍颗粒	42.4386	45.5267
176	162	正骨水	42.4344	45.6791
177	175	如意金黄散	42.3502	44.6091
178	89	尿清舒颗粒	42.1861	51.0228
179	75	致康胶囊	42.1396	51.8414
180	222	寒痛乐熨剂	42.0121	38.1981
181	139	金莲清热泡腾片	42.0092	47.4303
182	119	地榆升白片	41.9243	49.0743
183	178	益肾蠲痹丸	41.8372	44.3677
184	169	疏肝益阳胶囊	41.7616	45.0472
185	33	鸦胆子油乳注射液	41.7343	55.9763
186	37	复方苦参注射液	41.7016	55.6613
187	229	复方木鸡颗粒	41.6838	36.0552
188	194	金嗓散结丸	41.6098	41.9921
189	220	黄精赞育胶囊	41.5873	38.3733
190	215	热淋清胶囊	41.5785	39.1156
191	121	槐杞黄颗粒	41.4241	49.0037
192	108	新癀片	41.3444	50.1079
193	208	血尿安胶囊	41.3444	40.8244
194	131	肾炎康复片	41.2782	48.0517
195	132	龙胆泻肝丸	41.2540	48.0514
196	212	罗浮山风湿膏药	41.1802	40.4132
197	166	复方一枝蒿颗粒	41.1138	45.3955
198	218	普济痔疮栓	41.1000	38.6665
199	203	金嗓利咽丸	40.9462	41.1977
200	204	跌打七厘片	40.8153	40.9931
201	91	摩罗丹（浓缩丸）	40.7507	50.8471
202	159	藤黄健骨片	40.7333	45.7389
203	200	温胃舒颗粒	40.6674	41.5467
204	206	七十味珍珠丸	40.6334	40.9089

续表

应用维度排名	综合排名	中成药名称	应用维度模拟评分	综合模拟评分
205	188	茵胆平肝胶囊	40.5806	42.5178
206	189	元胡止痛滴丸	40.3922	42.4823
207	207	冠心泰丸	40.3699	40.8362
208	225	蟾龙定喘合剂	40.1867	36.9784
209	7	痰热清胶囊 / 注射液	40.0526	62.3244
210	28	馥感啉口服液	40.0412	56.3933
211	231	维血宁合剂	39.9918	35.8638
212	227	注射用青蒿琥酯	39.7071	36.7869
213	177	保妇康栓	39.4952	44.4276
214	155	中风回春片	39.4051	46.1734
215	190	大黄䗪虫丸	38.7056	42.3616
216	158	蒲地蓝消炎口服液	38.5050	45.8424
217	221	养胃舒颗粒	38.4618	38.3203
218	128	康复新液	38.4018	48.3861
219	56	苦黄注射液 / 颗粒	38.3718	53.3645
220	219	小儿柴芩清解颗粒	38.2443	38.5014
221	201	小儿咳喘灵颗粒	38.2066	41.4836
222	226	仁青常觉	38.0940	36.9483
223	142	京万红软膏	37.8077	47.0660
224	233	珍宝丸	37.6030	34.0524
225	223	猪苓多糖胶囊	37.5767	37.3917
226	12	疏血通注射液	37.4867	60.6346
227	173	安神补心六味丸	36.5264	44.7300
228	187	化瘀散结灌肠液	36.0576	42.5576
229	196	健肝乐颗粒	35.8951	41.7638
230	122	强肝胶囊	35.8299	48.9969
231	161	鳖甲煎丸	34.3388	45.7275
232	213	橡皮生肌膏	33.9810	39.7404
233	234	赛霉安散	32.3624	32.9692
234	235	芪蓉润肠口服液	31.0644	32.6556
235	232	雷公藤多苷片	30.4702	35.4663

（六）科学维度排名结果情况

科学维度从中药品种的科学内涵、科学发展潜力等角度开展评价研究。综合考虑中医理论基础、实验室研究、临床研究等重要科技成果，得出科学维度模拟评分结果，然后按照分数由高到低降序排列，形成参评药品在科学维度的排名情况。

通过比较分析科学维度排名与综合排名间差异、科学维度模拟评分与综合模拟评分间差异等问题，可以分析参评药品科学维度与综合情况间的联系。主要从以下 3 个方面进行：① 当科学维度排名不低于综合排名时，说明科学维度的证据水平与其他维度相比处于平均水平以上；② 当科学维度排名低于综合排名时，说明该参评品种在科学维度的证据水平低于平均水平，在未来进行药品科研投入时要着重加强科学性相关研究的比重，提高药品科学维度的证据水平；③ 在科学性证据水平提升方向上，要着重关注科学维度模拟评分间的差异，主要包含以下两个关键点：一是排名前后品种的科学维度模拟评分差异情况；二是与科学维度排名较高的同类品种在科学维度的模拟评分差异情况。具体情况参见表 4.29。

表 4.29　235 个参评中成药科学维度模拟评分及排名

应用维度排名	综合排名	中成药名称	科学维度模拟评分	综合模拟评分
1	24	六神丸 / 胶囊	78.3818	57.7457
2	3	注射用血栓通（冻干）	78.2244	65.7031
3	13	气滞胃痛颗粒	75.9851	60.1921
4	7	痰热清胶囊 / 注射液	75.2142	62.3244
5	6	参芪扶正注射液	74.6351	62.6447
6	17	稳心颗粒	74.3180	59.0377
7	1	喜炎平注射液	74.3082	69.4877
8	16	仙灵骨葆胶囊	73.8541	59.3261
9	12	疏血通注射液	72.6317	60.6346
10	10	参麦注射液	70.8141	61.7130
11	2	生血宝合剂	69.1144	67.2724
12	22	速效救心丸	68.2160	58.3087
13	29	宁泌泰胶囊	67.9803	56.3678
14	119	地榆升白片	67.4142	49.0743
15	4	五灵胶囊	67.1961	63.1242
16	101	天芪降糖胶囊	67.1638	50.4042
17	11	桂枝茯苓胶囊	67.1047	60.7142

续表

应用维度排名	综合排名	中成药名称	科学维度模拟评分	综合模拟评分
18	18	复方苁蓉益智胶囊	66.4755	58.7153
19	114	华佗再造丸	65.1858	49.6387
20	28	馥感啉口服液	64.7611	56.3933
21	19	麝香通心滴丸	64.7115	58.5589
22	70	茵栀黄口服液	64.4689	52.2664
23	65	尪痹片	63.9627	52.8342
24	36	丹蒌片	63.3669	55.6873
25	5	百令胶囊	63.3076	62.9478
26	9	疏风解毒胶囊	62.8757	61.9865
27	30	芩香清解口服液	62.6853	56.3462
28	56	苦黄注射液 / 颗粒	62.3763	53.3645
29	159	藤黄健骨片	62.1960	45.7389
30	26	苦碟子注射液	62.0227	57.2811
31	58	恒古骨伤愈合剂	61.5610	53.2999
32	149	王氏保赤丸	61.4148	46.4290
33	55	全杜仲胶囊	61.1975	53.4157
34	150	片仔癀	60.0954	46.3672
35	67	筋骨痛消丸	59.4912	52.6815
36	122	强肝胶囊	59.4149	48.9969
37	94	胆木浸膏糖浆	59.3486	50.7698
38	40	甘桔冰梅片	59.2631	55.1639
39	88	阿胶强骨口服液	59.1504	51.0408
40	206	七十味珍珠丸	59.0313	40.9089
41	78	腰痛宁胶囊	58.8232	51.6975
42	8	热毒宁注射液	58.6625	62.2072
43	77	胃复春片 / 胶囊	58.6393	51.8295
44	82	复方芩兰口服液	58.5693	51.2734
45	107	藿香正气口服液	58.5685	50.1907
46	21	普乐安片	58.3960	58.3859
47	109	冠心丹参滴丸	58.1378	50.0767
48	44	前列欣胶囊	57.8831	54.7125

续表

应用维度排名	综合排名	中成药名称	科学维度模拟评分	综合模拟评分
49	90	还少胶囊	57.8688	50.9799
50	43	痹祺胶囊	57.8153	54.8722
51	27	血脂康胶囊	57.7788	56.6641
52	23	葛根汤颗粒	57.3833	57.8726
53	130	定坤丹	57.2864	48.0699
54	132	龙胆泻肝丸	57.2864	48.0514
55	69	银花泌炎灵片	57.2259	52.4876
56	104	滋肾育胎丸	57.0030	50.3557
57	97	小金胶囊	56.7812	50.7203
58	106	四磨汤口服液	56.7083	50.2282
59	20	麝香保心丸	56.1210	58.4727
60	33	鸦胆子油乳注射液	55.9960	55.9763
61	48	正清风痛宁缓释片	55.9836	54.4302
62	75	致康胶囊	55.8615	51.8414
63	35	黄葵胶囊	55.2485	55.7048
64	89	尿清舒颗粒	55.1617	51.0228
65	112	龙血竭片	54.4551	49.7842
66	41	强力枇杷露（无糖型）	54.1079	54.9985
67	98	心速宁胶囊	53.9701	50.6016
68	113	九味镇心颗粒	53.8934	49.6757
69	57	海昆肾喜胶囊	53.6640	53.356
70	144	麒麟丸	53.6501	46.7925
71	51	金水宝胶囊 / 片	53.6475	53.9168
72	14	血必净注射液	53.4779	59.9780
73	110	华蟾素胶囊	53.4111	50.0712
74	76	强力定眩片	53.2030	51.8384
75	152	胃肠安丸	53.0435	46.3438
76	147	血塞通软胶囊	52.8575	46.5446
77	204	跌打七厘片	52.8448	40.9931
78	87	玉屏风颗粒	52.3723	51.0483
79	199	肾宝片	51.9268	41.5622

续表

应用维度排名	综合排名	中成药名称	科学维度模拟评分	综合模拟评分
80	47	脑心通胶囊	51.8968	54.4984
81	155	中风回春片	51.8067	46.1734
82	117	三七通舒胶囊	51.7840	49.2779
83	190	大黄䗪虫丸	51.6862	42.3616
84	95	胆宁片	51.6779	50.7335
85	188	茵胆平肝胶囊	51.4341	42.5178
86	37	复方苦参注射液	50.6743	55.6613
87	140	抗病毒口服液	50.3411	47.4118
88	176	白脉软膏	50.2050	44.4844
89	108	新癀片	50.0433	50.1079
90	93	一清胶囊	49.9801	50.7935
91	83	红金消结胶囊	49.8902	51.2135
92	115	抗病毒颗粒	49.8192	49.5963
93	50	乌灵胶囊	49.7903	54.1990
94	173	安神补心六味丸	49.7454	44.7300
95	63	万通筋骨片	49.6769	53.0523
96	203	金嗓利咽丸	49.5909	41.1977
97	212	罗浮山风湿膏药	49.2190	40.4132
98	172	固肾安胎丸	49.1205	44.7962
99	166	复方一枝蒿颗粒	48.9682	45.3955
100	105	三金片	48.7375	50.2617
101	86	百乐眠胶囊	48.2407	51.0489
102	161	鳖甲煎丸	48.2162	45.7275
103	183	龟龄集胶囊	47.9479	43.3199
104	64	安宫牛黄丸	47.9443	52.8361
105	163	鼻渊通窍颗粒	47.8676	45.5267
106	80	复方鳖甲软肝片	47.5085	51.4074
107	45	抗感颗粒	47.1401	54.6897
108	25	灯盏生脉胶囊	46.6883	57.3349
109	91	摩罗丹（浓缩丸）	46.2596	50.8471
110	85	宣肺止嗽合剂	45.7883	51.0604

续表

应用维度排名	综合排名	中成药名称	科学维度模拟评分	综合模拟评分
111	168	八宝丹胶囊	45.7723	45.1138
112	146	通络祛痛膏	45.6175	46.6056
113	60	芪参益气滴丸	45.3268	53.2352
114	73	祖师麻膏药	45.2556	52.0316
115	120	金花清感颗粒	45.0986	49.0155
116	81	心可舒片	45.0147	51.3167
117	175	如意金黄散	44.9859	44.6091
118	133	西帕依固龈液	44.7577	47.9731
119	92	芪苈强心胶囊	44.7352	50.8371
120	66	扶正化瘀胶囊 / 片	44.7309	52.8164
121	102	益肾化湿颗粒	44.5486	50.4010
122	42	清宣止咳颗粒	44.4721	54.9552
123	46	消痛贴膏	44.4543	54.6852
124	31	妇科千金胶囊 / 片	44.2627	56.3179
125	52	养血清脑颗粒	43.9932	53.8928
126	68	前列舒通胶囊	43.7101	52.6429
127	137	坤泰胶囊	43.4742	47.5266
128	148	葛酮通络胶囊	43.2870	46.4886
129	125	小儿柴桂退热颗粒	43.1015	48.7593
130	151	潞党参口服液	42.9924	46.3510
131	181	四妙丸	42.7597	43.6983
132	38	复方血栓通胶囊	42.6690	55.6352
133	124	开喉剑喷雾剂（儿童型）	42.5963	48.7928
134	193	生白口服液	42.5825	42.2135
135	209	十味龙胆花胶囊	42.2223	40.7644
136	160	天智颗粒	42.1766	45.7326
137	32	润燥止痒胶囊	42.1080	56.1279
138	179	裸花紫珠片	42.0867	44.3418
139	61	小儿咳喘灵口服液	41.7674	53.1403
140	39	滑膜炎颗粒	41.6622	55.3938
141	178	益肾蠲痹丸	41.6456	44.3677

续表

应用维度排名	综合排名	中成药名称	科学维度模拟评分	综合模拟评分
142	187	化瘀散结灌肠液	41.5634	42.5576
143	174	升血小板胶囊	41.3637	44.6672
144	157	清浊祛毒丸	41.0400	45.8658
145	231	维血宁合剂	40.9877	35.8638
146	15	舒血宁注射液	40.9461	59.8762
147	207	冠心泰丸	40.7939	40.8362
148	154	复方黄黛片	40.559	46.1973
149	196	健肝乐颗粒	40.3278	41.7638
150	145	冰黄肤乐软膏	40.2501	46.6666
151	103	癃清片	40.1046	50.3600
152	96	云南白药胶囊	39.7618	50.7225
153	210	江中牌健胃消食片	39.4753	40.7595
154	126	小儿豉翘清热颗粒	39.3453	48.7296
155	164	昆仙胶囊	39.2179	45.4567
156	100	安胃疡胶囊	39.1316	50.4062
157	224	十五味赛尔斗丸	39.1020	37.2723
158	128	康复新液	38.9959	48.3861
159	54	心脉隆注射液	38.9945	53.7567
160	167	寒喘祖帕颗粒	38.7299	45.3315
161	74	湿润烧伤膏	38.6781	51.8418
162	118	康妇炎胶囊	38.5575	49.2698
163	197	诺迪康胶囊	38.4117	41.7331
164	141	散结镇痛胶囊	38.2915	47.3284
165	171	驴胶补血颗粒	38.2777	44.8332
166	59	肾康注射液	38.1683	53.2628
167	184	花红胶囊 / 片 / 颗粒	38.0529	43.1963
168	34	舒肝解郁胶囊	38.0446	55.7856
169	53	苏黄止咳胶囊	38.0328	53.8532
170	200	温胃舒颗粒	37.9812	41.5467
171	79	参松养心胶囊	37.9344	51.4885
172	186	热淋清颗粒	37.8883	42.8166
173	158	蒲地蓝消炎口服液	37.8680	45.8424

续表

应用维度排名	综合排名	中成药名称	科学维度模拟评分	综合模拟评分
174	226	仁青常觉	37.8650	36.9483
175	84	祖卡木颗粒	37.7031	51.1499
176	129	脉血康胶囊	37.6837	48.3415
177	165	五子衍宗丸	37.5673	45.4242
178	182	菖麻熄风片	37.1861	43.3437
179	189	元胡止痛滴丸	37.1397	42.4823
180	169	疏肝益阳胶囊	36.6214	45.0472
181	71	马应龙麝香痔疮膏	36.2925	52.1691
182	131	肾炎康复片	35.8517	48.0517
183	99	蓝芩口服液	35.4902	50.5080
184	218	普济痔疮栓	35.0486	38.6665
185	170	银丹心脑通软胶囊	35.0354	44.8531
186	225	蟾龙定喘合剂	34.9528	36.9784
187	134	脉管复康片	34.6578	47.8430
188	153	康妇消炎栓	34.2741	46.2494
189	136	肺力咳合剂	33.9543	47.6350
190	201	小儿咳喘灵颗粒	33.8774	41.4836
191	202	复方金钱草颗粒	33.8109	41.4307
192	194	金嗓散结丸	33.3930	41.9921
193	121	槐杞黄颗粒	33.3430	49.0037
194	185	百蕊颗粒	33.2114	43.0091
195	191	金刚藤胶囊	33.0499	42.2286
196	162	正骨水	33.0295	45.6791
197	127	木丹颗粒	32.9691	48.4039
198	180	葆宫止血颗粒	32.7475	43.9504
199	49	尿毒清颗粒（无糖型）	32.5416	54.3347
200	211	枫蓼肠胃康颗粒	32.3347	40.5255
201	208	血尿安胶囊	32.2363	40.8244
202	142	京万红软膏	32.1486	47.0660
203	220	黄精赞育胶囊	31.6333	38.3733
204	229	复方木鸡颗粒	31.4768	36.0552
205	219	小儿柴芩清解颗粒	31.4647	38.5014

续表

应用维度排名	综合排名	中成药名称	科学维度模拟评分	综合模拟评分
206	213	橡皮生肌膏	31.2936	39.7404
207	116	复方黄柏液涂剂	31.2769	49.3689
208	223	猪苓多糖胶囊	30.4048	37.3917
209	135	除湿止痒软膏	30.0595	47.8390
210	62	注射用丹参多酚酸盐	29.7203	53.1369
211	72	芎倍注射液	29.0756	52.0610
212	205	扫日劳清肺止咳胶囊	28.0914	40.9710
213	138	青鹏软膏	27.8081	47.4453
214	123	华蟾素片	27.7677	48.8251
215	222	寒痛乐熨剂	27.4861	38.1981
216	192	坤宝丸	27.0411	42.2269
217	156	振源胶囊	26.3474	45.9651
218	215	热淋清胶囊	26.2650	39.1156
219	139	金莲清热泡腾片	26.1607	47.4303
220	214	独一味胶囊	26.0696	39.2998
221	143	安络化纤丸	26.0499	47.0428
222	217	乳块消颗粒	25.4001	38.9252
223	198	小儿肺热咳喘颗粒	24.7353	41.6465
224	233	珍宝丸	24.7018	34.0524
225	177	保妇康栓	24.2547	44.4276
226	230	参茸固本还少丸	21.8506	36.0204
227	228	丁桂儿脐贴	20.6876	36.5172
228	195	急支糖浆	19.9010	41.8043
229	234	赛霉安散	19.2003	32.9692
230	216	百令片	16.9286	39.1004
231	111	银杏内酯注射液	16.4183	49.8109
232	232	雷公藤多苷片	13.9076	35.4663
233	227	注射用青蒿琥酯	13.6702	36.7869
234	221	养胃舒颗粒	13.6702	38.3203
235	235	芪蓉润肠口服液	13.6702	32.6556

（七）标准维度排名结果情况

标准维度从“中药材（产出源泉）—中药饮片（生产加工）—中成药（实际应用）—标准质量（质量监管）”的一体化流程开展系统评价，综合考虑中成药标准、中药材标准、中药饮片标准、标准质量等证据，得出标准维度模拟评分结果，然后按照分数由高到低降序排列，形成参评药品在标准维度的排名情况。

通过比较分析标准维度排名与综合排名间差异、标准维度模拟评分与综合模拟评分间差异等问题，可以分析参评药品标准维度与综合情况间的联系。主要从以下 3 个方面进行：① 当标准维度排名不低于综合排名时，说明标准维度的证据水平与其他维度相比处于平均水平以上；② 当标准维度排名低于综合排名时，说明该参评品种在标准维度的证据水平低于平均水平，在未来进行药品科研投入时要着重加强标准性相关研究的比重，提高药品标准维度的证据水平；③ 在标准性证据水平提升方向上，要着重关注标准维度模拟评分间的差异，主要包含以下两个关键点：一是排名前后品种的标准维度模拟评分差异情况；二是与标准维度排名较高的同类品种在标准维度的模拟评分差异情况。具体情况参见表 4.30。

表 4.30　235 个参评中成药标准维度模拟评分及排名

标准维度排名	综合排名	中成药名称	标准维度模拟评分	综合模拟评分
1	31	妇科千金胶囊 / 片	76.8684	56.3179
2	71	马应龙麝香痔疮膏	76.4317	52.1691
3	2	生血宝合剂	76.0498	67.2724
4	4	五灵胶囊	75.9591	63.1242
5	1	喜炎平注射液	75.3751	69.4877
6	25	灯盏生脉胶囊	74.7380	57.3349
7	94	胆木浸膏糖浆	74.4118	50.7698
8	23	葛根汤颗粒	73.9628	57.8726
9	13	气滞胃痛颗粒	73.5780	60.1921
10	151	潞党参口服液	72.8078	46.3510
11	84	祖卡木颗粒	72.5510	51.1499
12	3	注射用血栓通（冻干）	72.3687	65.7031
13	6	参芪扶正注射液	71.6043	62.6447
14	11	桂枝茯苓胶囊	71.5621	60.7142
15	20	麝香保心丸	71.4696	58.4727
16	61	小儿咳喘灵口服液	71.3387	53.1403

续表

标准维度排名	综合排名	中成药名称	标准维度模拟评分	综合模拟评分
17	93	一清胶囊	70.8449	50.7935
18	41	强力枇杷露（无糖型）	70.7306	54.9985
19	63	万通筋骨片	70.6047	53.0523
20	21	普乐安片	70.1742	58.3859
21	72	芎倍注射液	70.0456	52.0610
22	81	心可舒片	69.9113	51.3167
23	38	复方血栓通胶囊	69.8897	55.6352
24	36	丹蒌片	69.5236	55.6873
25	33	鸦胆子油乳注射液	69.2883	55.9763
26	44	前列欣胶囊	68.9498	54.7125
27	100	安胃疡胶囊	68.4932	50.4062
28	95	胆宁片	68.3727	50.7335
29	139	金莲清热泡腾片	68.3242	47.4303
30	171	驴胶补血颗粒	68.1209	44.8332
31	69	银花泌炎灵片	67.5827	52.4876
32	8	热毒宁注射液	67.2713	62.2072
33	180	葆宫止血颗粒	67.1764	43.9504
34	112	龙血竭片	66.9015	49.7842
35	9	疏风解毒胶囊	66.8935	61.9865
36	149	王氏保赤丸	66.8720	46.4290
37	39	滑膜炎颗粒	66.3182	55.3938
38	102	益肾化湿颗粒	66.1634	50.4010
39	49	尿毒清颗粒（无糖型）	65.9720	54.3347
40	68	前列舒通胶囊	65.8524	52.6429
41	162	正骨水	65.3045	45.6791
42	67	筋骨痛消丸	65.2814	52.6815
43	18	复方苁蓉益智胶囊	65.092	58.7153
44	42	清宣止咳颗粒	64.8905	54.9552
45	7	痰热清胶囊 / 注射液	64.8448	62.3244
46	66	扶正化瘀胶囊 / 片	64.4428	52.8164
47	51	金水宝胶囊 / 片	64.2323	53.9168

续表

标准维度排名	综合排名	中成药名称	标准维度模拟评分	综合模拟评分
48	77	胃复春片 / 胶囊	63.8383	51.8295
49	65	尪痹片	63.7809	52.8342
50	35	黄葵胶囊	63.7059	55.7048
51	48	正清风痛宁缓释片	63.5976	54.4302
52	5	百令胶囊	63.3293	62.9478
53	78	腰痛宁胶囊	63.0590	51.6975
54	168	八宝丹胶囊	63.0271	45.1138
55	76	强力定眩片	62.8864	51.8384
56	207	冠心泰丸	62.7685	40.8362
57	10	参麦注射液	62.4642	61.7130
58	60	芪参益气滴丸	62.3698	53.2352
59	111	银杏内酯注射液	61.6045	49.8109
60	141	散结镇痛胶囊	61.3950	47.3284
61	24	六神丸 / 胶囊	61.3257	57.7457
62	16	仙灵骨葆胶囊	61.2514	59.3261
63	15	舒血宁注射液	60.9800	59.8762
64	12	疏血通注射液	60.8647	60.6346
65	108	新癀片	60.5441	50.1079
66	73	祖师麻膏药	60.4115	52.0316
67	129	脉血康胶囊	60.3270	48.3415
68	90	还少胶囊	60.2296	50.9799
69	225	蟾龙定喘合剂	60.1769	36.9784
70	34	舒肝解郁胶囊	60.0785	55.7856
71	201	小儿咳喘灵颗粒	59.8906	41.4836
72	117	三七通舒胶囊	59.8344	49.2779
73	167	寒喘祖帕颗粒	59.8308	45.3315
74	125	小儿柴桂退热颗粒	59.6233	48.7593
75	40	甘桔冰梅片	59.5913	55.1639
76	209	十味龙胆花胶囊	59.4449	40.7644
77	64	安宫牛黄丸	59.3965	52.8361
78	97	小金胶囊	59.2824	50.7203

续表

标准维度排名	综合排名	中成药名称	标准维度模拟评分	综合模拟评分
79	133	西帕依固龈液	59.2813	47.9731
80	173	安神补心六味丸	59.2474	44.7300
81	124	开喉剑喷雾剂（儿童型）	59.2341	48.7928
82	105	三金片	59.1076	50.2617
83	135	除湿止痒软膏	58.9072	47.8390
84	179	裸花紫珠片	58.8842	44.3418
85	191	金刚藤胶囊	58.8119	42.2286
86	185	百蕊颗粒	58.7070	43.0091
87	58	恒古骨伤愈合剂	58.5997	53.2999
88	54	心脉隆注射液	58.5997	53.7567
89	98	心速宁胶囊	58.5062	50.6016
90	145	冰黄肤乐软膏	58.4082	46.6666
91	88	阿胶强骨口服液	58.4070	51.0408
92	29	宁泌泰胶囊	58.3865	56.3678
93	87	玉屏风颗粒	58.1567	51.0483
94	119	地榆升白片	58.0913	49.0743
95	205	扫日劳清肺止咳胶囊	57.8554	40.9710
96	43	痹祺胶囊	57.4866	54.8722
97	142	京万红软膏	57.4362	47.0660
98	56	苦黄注射液 / 颗粒	57.3852	53.3645
99	28	馥感啉口服液	57.3210	56.3933
100	156	振源胶囊	57.1818	45.9651
101	19	麝香通心滴丸	57.1461	58.5589
102	196	健肝乐颗粒	57.0485	41.7638
103	213	橡皮生肌膏	56.8299	39.7404
104	148	葛酮通络胶囊	56.7745	46.4886
105	47	脑心通胶囊	56.5184	54.4984
106	123	华蟾素片	56.5184	48.8251
107	115	抗病毒颗粒	56.3866	49.5963
108	107	藿香正气口服液	56.2312	50.1907
109	37	复方苦参注射液	56.2283	55.6613

续表

标准维度排名	综合排名	中成药名称	标准维度模拟评分	综合模拟评分
110	30	芩香清解口服液	56.1766	56.3462
111	146	通络祛痛膏	56.0887	46.6056
112	174	升血小板胶囊	56.0663	44.6672
113	82	复方芩兰口服液	56.0533	51.2734
114	182	菖麻熄风片	55.9534	43.3437
115	175	如意金黄散	55.9503	44.6091
116	165	五子衍宗丸	55.9391	45.4242
117	59	肾康注射液	55.8945	53.2628
118	92	芪苈强心胶囊	55.8502	50.8371
119	89	尿清舒颗粒	55.8420	51.0228
120	126	小儿豉翘清热颗粒	55.8363	48.7296
121	190	大黄䗪虫丸	55.8145	42.3616
122	114	华佗再造丸	55.7589	49.6387
123	155	中风回春片	55.7133	46.1734
124	79	参松养心胶囊	55.6963	51.4885
125	104	滋肾育胎丸	55.6549	50.3557
126	159	藤黄健骨片	55.6465	45.7389
127	192	坤宝丸	55.6201	42.2269
128	62	注射用丹参多酚酸盐	55.4559	53.1369
129	157	清浊祛毒丸	55.4101	45.8658
130	128	康复新液	55.0639	48.3861
131	101	天芪降糖胶囊	55.0426	50.4042
132	181	四妙丸	55.0182	43.6983
133	144	麒麟丸	54.9122	46.7925
134	153	康妇消炎栓	54.8542	46.2494
135	212	罗浮山风湿膏药	54.7837	40.4132
136	203	金嗓利咽丸	54.7721	41.1977
137	86	百乐眠胶囊	54.7531	51.0489
138	122	强肝胶囊	54.7468	48.9969
139	127	木丹颗粒	54.6963	48.4039
140	74	湿润烧伤膏	54.5921	51.8418

续表

标准维度排名	综合排名	中成药名称	标准维度模拟评分	综合模拟评分
141	204	跌打七厘片	54.4680	40.9931
142	57	海昆肾喜胶囊	54.3909	53.356
143	152	胃肠安丸	54.1855	46.3438
144	120	金花清感颗粒	54.0752	49.0155
145	160	天智颗粒	54.0666	45.7326
146	118	康妇炎胶囊	54.0508	49.2698
147	46	消痛贴膏	54.0487	54.6852
148	132	龙胆泻肝丸	54.0386	48.0514
149	143	安络化纤丸	54.0383	47.0428
150	166	复方一枝蒿颗粒	53.9856	45.3955
151	103	癃清片	53.9775	50.3600
152	26	苦碟子注射液	53.9701	57.2811
153	109	冠心丹参滴丸	53.9701	50.0767
154	106	四磨汤口服液	53.9701	50.2282
155	210	江中牌健胃消食片	53.9701	40.7595
156	215	热淋清胶囊	53.9701	39.1156
157	228	丁桂儿脐贴	53.9701	36.5172
158	70	茵栀黄口服液	53.9493	52.2664
159	200	温胃舒颗粒	53.9004	41.5467
160	110	华蟾素胶囊	53.8593	50.0712
161	45	抗感颗粒	53.8593	54.6897
162	169	疏肝益阳胶囊	53.8593	45.0472
163	194	金嗓散结丸	53.8593	41.9921
164	85	宣肺止嗽合剂	53.7701	51.0604
165	150	片仔癀	53.6538	46.3672
166	113	九味镇心颗粒	53.6538	49.6757
167	188	茵胆平肝胶囊	53.6538	42.5178
168	83	红金消结胶囊	53.6538	51.2135
169	183	龟龄集胶囊	53.6538	43.3199
170	91	摩罗丹（浓缩丸）	53.6538	50.8471
171	187	化瘀散结灌肠液	53.6538	42.5576
172	202	复方金钱草颗粒	53.6538	41.4307

续表

标准维度排名	综合排名	中成药名称	标准维度模拟评分	综合模拟评分
173	219	小儿柴芩清解颗粒	53.6538	38.5014
174	176	白脉软膏	53.5842	44.4844
175	217	乳块消颗粒	53.5784	38.9252
176	137	坤泰胶囊	53.5610	47.5266
177	154	复方黄黛片	53.5117	46.1973
178	80	复方鳖甲软肝片	53.3874	51.4074
179	131	肾炎康复片	53.3711	48.0517
180	17	稳心颗粒	53.2986	59.0377
181	140	抗病毒口服液	53.2606	47.4118
182	230	参茸固本还少丸	53.2415	36.0204
183	134	脉管复康片	53.2188	47.8430
184	27	血脂康胶囊	53.1001	56.6641
185	75	致康胶囊	53.0215	51.8414
186	164	昆仙胶囊	53.0215	45.4567
187	224	十五味赛尔斗丸	53.0215	37.2723
188	218	普济痔疮栓	53.0215	38.6665
189	22	速效救心丸	52.9904	58.3087
190	55	全杜仲胶囊	52.9904	53.4157
191	184	花红胶囊 / 片 / 颗粒	52.9904	43.1963
192	186	热淋清颗粒	52.9904	42.8166
193	189	元胡止痛滴丸	52.9904	42.4823
194	170	银丹心脑通软胶囊	52.9904	44.8531
195	233	珍宝丸	52.9904	34.0524
196	99	蓝芩口服液	52.9287	50.5080
197	193	生白口服液	52.7523	42.2135
198	14	血必净注射液	52.7052	59.9780
199	199	肾宝片	52.7052	41.5622
200	50	乌灵胶囊	52.7052	54.1990
201	32	润燥止痒胶囊	52.7052	56.1279
202	121	槐杞黄颗粒	52.7052	49.0037
203	198	小儿肺热咳喘颗粒	52.7052	41.6465
204	216	百令片	52.7052	39.1004

续表

标准维度排名	综合排名	中成药名称	标准维度模拟评分	综合模拟评分
205	161	鳖甲煎丸	52.4367	45.7275
206	226	仁青常觉	52.4367	36.9483
207	222	寒痛乐熨剂	52.2180	38.1981
208	147	血塞通软胶囊	52.0418	46.5446
209	172	固肾安胎丸	52.0418	44.7962
210	52	养血清脑颗粒	52.0418	53.8928
211	231	维血宁合剂	52.0418	35.8638
212	96	云南白药胶囊	52.0418	50.7225
213	197	诺迪康胶囊	52.0418	41.7331
214	53	苏黄止咳胶囊	52.0418	53.8532
215	208	血尿安胶囊	52.0418	40.8244
216	220	黄精赞育胶囊	52.0418	38.3733
217	116	复方黄柏液涂剂	52.0418	49.3689
218	223	猪苓多糖胶囊	52.0418	37.3917
219	138	青鹏软膏	52.0418	47.4453
220	235	芪蓉润肠口服液	52.0418	32.6556
221	206	七十味珍珠丸	51.2694	40.9089
222	130	定坤丹	51.2694	48.0699
223	163	鼻渊通窍颗粒	51.2694	45.5267
224	178	益肾蠲痹丸	51.2694	44.3677
225	158	蒲地蓝消炎口服液	51.2694	45.8424
226	136	肺力咳合剂	51.2694	47.6350
227	211	枫蓼肠胃康颗粒	51.2694	40.5255
228	229	复方木鸡颗粒	51.2694	36.0552
229	214	独一味胶囊	51.2694	39.2998
230	177	保妇康栓	51.2694	44.4276
231	195	急支糖浆	51.2694	41.8043
232	234	赛霉安散	51.2694	32.9692
233	227	注射用青蒿琥酯	51.2694	36.7869
234	221	养胃舒颗粒	51.2694	38.3203
235	232	雷公藤多苷片	47.3494	35.4663

附录：

235 个中药品种信息汇总表

（按首字母排序）

235 个中药品种信息汇总表

序号	中成药名称	中成药生产企业	功能主治
1	安宫牛黄丸	北京同仁堂股份有限公司同仁堂制药厂	清热解毒，镇惊开窍。用于热病，邪入心包，高热惊厥，神昏谵语；中风昏迷及脑炎、脑膜炎、中毒性脑病、脑出血，以及败血症见上述证候者
2	安络化纤丸	森隆药业有限公司	健脾养肝，凉血活血，软坚散结。用于慢性乙型肝炎，乙肝后早、中期肝硬化，表现为肝脾两虚、瘀热互结证候者，症见：胁肋疼痛、脘腹胀满、神疲乏力、口干咽燥、纳食减少、便溏不爽、小便黄等
3	安神补心六味丸	乌兰浩特中蒙制药有限公司	祛“赫依”，镇静。用于心慌，气短
4	安胃疡胶囊	新疆全安药业股份有限公司	补中益气，解毒生肌。主治胃及十二指肠球部溃疡。对虚寒型和气滞型患者有较好的疗效，并可用于溃疡愈合后的维持治疗
5	八宝丹胶囊	厦门中药厂有限公司	清利湿热，活血解毒，去黄止痛。适用于湿热蕴结所致发热、黄疸、小便黄赤、恶心呕吐、纳呆、胁痛腹胀、舌苔黄腻或厚腻干白，或湿热下注所致尿道灼热刺痛、小腹胀痛，以及传染性病毒性肝炎、急性胆囊炎、急性泌尿系感染等见有上述证候者
6	白脉软膏	西藏奇正藏药股份有限公司	舒筋活络。用于白脉病，瘫痪，偏瘫，筋腱强直，外伤引起的经络及筋腱断伤、手足挛急、跛行等
7	百乐眠胶囊	扬子江药业集团有限公司	滋阴清热，养心安神。用于阴虚火旺型失眠，症见入睡困难、多梦易醒、醒后不眠、头晕乏力、烦躁易怒、心悸不安等
8	百令胶囊	杭州中美华东制药有限公司	补肺肾，益精气。用于肺肾两虚引起的咳嗽、气喘、咯血、腰背酸痛、面目虚浮、夜尿清长，以及慢性支气管炎、慢性肾功能不全的辅助治疗

续表

序号	中成药名称	中成药生产企业	功能主治
9	百令片	青海珠峰冬虫夏草药业有限公司	补肺肾，益精气。用于肺肾两虚引起的咳嗽、气喘、腰背酸痛等症，以及慢性支气管炎的辅助治疗
10	百蕊颗粒	安徽九华华源药业有限公司	清热消炎，止咳化痰。用于急、慢性咽喉炎，气管炎，鼻炎，感冒发热，肺炎等
11	保妇康栓	海南碧凯药业有限公司	行气破瘀，生肌止痛。用于湿热瘀滞所致的带下病，症见带下量多、色黄、时有阴部瘙痒，以及霉菌性阴道炎、老年性阴道炎、宫颈糜烂见上述证候者
12	葆宫止血颗粒	天津中盛海天制药有限公司	固经止血，滋阴清热。用于冲任不固、阴虚血热所致月经过多、经期延长，症见月经量多或经期延长，经色深红、质稠，或有小血块，腰膝酸软，咽干口燥，潮热心烦，舌红少津，苔少或无苔，脉细数；功能性子宫出血及上环后子宫出血见上述证候者
13	鼻渊通窍颗粒	山东新时代药业有限公司	疏风清热，宣肺通窍。用于急鼻渊（急性鼻窦炎）属外邪犯肺证，症见：前额或颧骨部压痛，鼻塞时作，流涕黏白或黏黄，或头痛，或发热，苔薄黄或白，脉浮
14	痹祺胶囊	天津达仁堂京万红药业有限公司	益气养血，祛风除湿，活血止痛。用于气血不足，风湿瘀阻，肌肉关节酸痛，关节肿大、僵硬变形，或肌肉萎缩，气短乏力；风湿、类风湿性关节炎，腰肌劳损，软组织损伤属上述证候者
15	鳖甲煎丸	国药集团中联药业有限公司	活血化瘀，软坚散结。用于胁下癥块
16	冰黄肤乐软膏	西藏海容唐果药业有限公司	清热燥湿，活血祛风，止痒消炎。用于湿热蕴结或血热风燥引起的皮肤瘙痒；神经性皮炎、湿疹、足癣及银屑病等瘙痒性皮肤病见上述证候者
17	蟾龙定喘合剂	内蒙古仁泽药业有限公司	散寒化痰，补肺益肾，止咳定喘。用于肺肾气虚性慢性支气管炎，虚寒性支气管哮喘，痰白多沫
18	菖麻熄风片	黑龙江省济仁药业有限公司	平肝熄风，安神化痰。用于轻中度小儿多发性抽动症属中医肝风内动挟痰证者。症见头、颈、五官或肢体不自主抽动，喉中发出异常声音，烦躁易怒，多梦易惊，舌红、苔白腻，脉弦滑等
19	除湿止痒软膏	四川德峰药业有限公司	清热除湿，祛风止痒。用于急性、亚急性湿疹证属湿热或湿阻型的辅助治疗
20	大黄䗪虫丸	北京同仁堂股份有限公司同仁堂制药厂	活血破瘀，通经消癥。用于瘀血内停所致的癥瘕、闭经，症见腹部肿块、肌肤甲错、面色黯黑、潮热羸瘦、经闭不行

续表

序号	中成药名称	中成药生产企业	功能主治
21	丹蒌片	吉林康乃尔药业有限公司	宽胸通阳，化痰散结，活血化瘀。用于痰瘀互结所致的胸痹心痛，症见胸闷、胸痛，憋气，舌质紫暗，苔白腻；冠心病心绞痛见上述证候者
22	胆木浸膏糖浆	海南森祺制药有限公司	清热解毒，消肿止痛。用于急性扁桃腺炎，急性咽炎，急性结膜炎及上呼吸道感染
23	胆宁片	上海和黄药业有限公司	疏肝利胆，清热通下。用于肝郁气滞、湿热未清所致的右上腹隐隐作痛、食入作胀、胃纳不香、嗳气、便秘，以及慢性胆囊炎见上述证候者
24	地榆升白片	成都地奥集团天府药业股份有限公司	升高白细胞。用于白细胞减少症
25	灯盏生脉胶囊	云南生物谷药业股份有限公司	益气养阴，活血健脑。用于气阴两虚、瘀阻脑络引起的胸痹心痛，中风后遗症，症见痴呆、健忘、手足麻木症；冠心病心绞痛，缺血性心脑血管疾病，高脂血症见上述证候者
26	跌打七厘片	重庆希尔安药业有限公司	活血，散瘀，消肿，止痛。用于跌打损伤，外伤出血
27	丁桂儿脐贴	亚宝药业集团股份有限公司	健脾温中，散寒止泻。适用于小儿泄泻、腹痛的辅助治疗
28	定坤丹	山西广誉远国药有限公司	滋补气血，调经舒郁。用于气血两虚、气滞血瘀所致的月经不调，行经腹痛，崩漏下血，赤白带下，血晕血脱，产后诸虚，骨蒸潮热
29	独一味胶囊	康县独一味生物制药有限公司	活血止痛，化瘀止血。用于多种外科手术后的刀口疼痛、出血，外伤骨折，筋骨扭伤，风湿痹痛，以及崩漏、痛经、牙龈肿痛、出血
30	阿胶强骨口服液	新疆华世丹药业股份有限公司	补益肝肾，填精壮骨。用于原发性骨质疏松症肝肾不足证，腰脊疼痛或腰膝酸软，麻木抽搐，不能持重，目眩耳鸣，虚烦不寐等，以及小儿佝偻病肝肾不足证，毛发稀疏，面黄憔悴，多汗，夜惊或夜啼
31	肺力咳合剂	贵州健兴药业有限公司	清热解毒，镇咳祛痰。用于痰热犯肺所引起的咳嗽、痰黄，以及支气管哮喘、气管炎见上述证候者
32	枫蓼肠胃康颗粒	海口市制药厂有限公司	清热，除湿，化滞。用于急性胃肠炎，属伤食泄泻型及湿热泄泻型者，症见腹痛腹满、泄泻臭秽、恶心呕腐，或有发热、恶寒、苔黄、脉数等。亦可用于食滞胃痛而症见胃脘痛、拒按、恶食欲吐、嗳腐吞酸、舌苔厚腻或黄腻、脉滑数者
33	扶正化瘀胶囊 / 片	上海黄海制药有限责任公司	活血祛瘀，益精养肝。用于乙型肝炎肝纤维化属瘀血阻络、肝肾不足证者，症见胁下痞块，胁肋疼痛，面色晦暗，或见赤缕红斑，腰膝酸软，疲倦乏力，头晕目涩，舌质暗红或有瘀斑，苔薄或微黄，脉弦细

续表

序号	中成药名称	中成药生产企业	功能主治
34	妇科千金胶囊/片	株洲千金药业股份有限公司	清热除湿，益气化瘀。用于湿热瘀阻所致的带下病、腹痛，症见带下量多、色黄质稠、臭秽，小腹疼痛，腰骶酸痛，神疲乏力；慢性盆腔炎、子宫内膜炎、慢性宫颈炎见上述证候者
35	复方鳖甲软肝片	内蒙古福瑞医药科技股份有限公司	软坚散结，化瘀解毒，益气养血。用于慢性乙型肝炎肝纤维化，以及早期肝硬化属瘀血阻络、气血亏虚兼热毒未尽证。症见胁肋隐痛或胁下痞块，面色晦暗，脘腹胀满，纳差便溏，神疲乏力，口干且苦，赤缕红丝等
36	复方苁蓉益智胶囊	安徽雷允上药业有限公司	益智养肝，活血化浊，健脑增智。用于轻、中度血管性痴呆肝肾亏虚兼痰瘀阻络证。症见智力减退，思维迟钝，神情呆滞，健忘，或喜怒不定，腰膝酸软，头晕耳鸣，失眠多梦等
37	复方黄柏液涂剂	山东汉方制药有限公司	清热解毒，消肿祛腐。用于疮疡溃后或伤口感染属阳证者
38	复方黄黛片	天长亿帆制药有限公司	清热解毒，益气生血。用于初治的急性早幼粒细胞白血病
39	复方金钱草颗粒	广西万通制药有限公司	清热利湿，通淋排石。用于湿热下注所致的热淋、石淋，症见尿频、尿急、尿痛、腰痛，以及泌尿系结石、尿路感染见上述证候者
40	复方苦参注射液	山西振东制药股份有限公司	清热利湿，凉血解毒，散结止痛。用于癌肿疼痛、出血
41	复方木鸡颗粒	丹东药业集团有限公司	具有抑制甲胎蛋白升高的作用。用于肝炎、肝硬化、肝癌
42	复方芩兰口服液	黑龙江珍宝岛药业股份有限公司	辛凉解表，清热解毒。用于外感风热引起的发热、咳嗽、咽痛
43	复方血栓通胶囊	广东众生药业股份有限公司	活血化瘀，益气养阴。用于血瘀兼气阴两虚证的视网膜静脉阻塞，症见视力下降或视觉异常，眼底瘀血征象，神疲乏力，咽干、口干；以及用于血瘀兼气阴两虚的稳定性劳累型心绞痛，症见胸闷、胸痛，心悸、心慌，气短、乏力，心烦、口干
44	复方一枝蒿颗粒	新疆银朵兰药业股份有限公司	维医：清除“乃孜来”，解毒利咽。用于“乃孜来”所致的感冒、发烧、咽喉肿痛。中医：解表祛风，凉血解毒。用于邪毒所致的感冒发烧、咽喉肿痛，以及病毒性感冒见上述证候者
45	馥感啉口服液	广州一品红制药有限公司	清热解毒，止咳平喘，益气疏表。用于小儿气虚感冒引起的发烧、咳嗽、气喘、咽喉肿痛
46	甘桔冰梅片	重庆华森制药股份有限公司	清热开音。用于风热犯肺引起的失音声哑；以及风热犯肺引起的急性咽炎，症见咽痛、咽干灼热、咽黏膜充血等

续表

序号	中成药名称	中成药生产企业	功能主治
47	葛根汤颗粒	瑞阳制药股份有限公司	发汗解表，升津舒经。用于风寒感冒，症见发热恶寒，鼻塞流涕，咳嗽咽痒，咯痰稀白，无汗，头痛身疼，项背强急不舒，苔薄白或薄白润，脉浮或浮紧
48	葛酮通络胶囊	安徽九方制药有限公司	活血化瘀。用于缺血性中风中经络恢复期瘀血痹阻脉络证，症见半身不遂、口舌歪斜、偏身麻木、语言不利、头晕目眩、颈项强痛等；以及动脉粥样硬化性血栓性脑梗塞和腔隙性脑梗塞见上述证候者
49	固肾安胎丸	北京勃然制药有限公司	滋阴补肾，固冲安胎。用于早期先兆流产属肾阴虚证，症见腰酸胀痛、小腹坠痛、阴道流血，可伴有头晕耳鸣、口干咽燥、神疲乏力、手足心热等
50	冠心丹参滴丸	哈尔滨业锐药业有限公司	活血化瘀，理气止痛。用于气滞血瘀所致的胸痹心痛，症见胸闷、胸痛、心悸、气短，以及冠心病心绞痛见上述证候者
51	冠心泰丸	哈药集团世一堂制药厂	益气养心，活血通脉。用于胸痹心痛（冠心病、心绞痛）之气阴两虚、心脉瘀阻证，症见胸闷气短，间作刺痛，心悸乏力，夜寝不安，舌有瘀点
52	龟龄集胶囊	山西广誉远国药有限公司	强身补脑，固肾补气，增进食欲。用于肾亏阳弱证，症见记忆减退，夜梦精溢，腰酸腿软，气虚咳嗽，五更溏泻，食欲不振
53	桂枝茯苓胶囊	江苏康缘药业股份有限公司	活血，化瘀，消癥。用于妇人瘀血阻络所致癥块、经闭、痛经、产后恶露不尽；子宫肌瘤，慢性盆腔炎包块、痛经，子宫内膜异位症，卵巢囊肿见上述证候者。也可用于女性乳腺囊性增生病属瘀血阻络证，症见乳房疼痛、乳房肿块、胸胁胀闷；或用于前列腺增生属瘀阻膀胱证，症见小便不爽、尿细如线，或点滴而下、小腹胀痛者
54	海昆肾喜胶囊	吉林省辉南长龙生化药业股份有限公司	化浊排毒。用于慢性肾功能衰竭（代偿期、失代偿期和尿毒症早期）湿浊证，症见恶心，呕吐，纳差，腹胀，身重困倦，尿少，浮肿，苔厚腻
55	寒喘祖帕颗粒	新奇康药业股份有限公司	镇咳，化痰，温肺止喘。用于急性感冒，寒性“乃孜来”所致的咳嗽及异常黏液质性哮喘
56	寒痛乐熨剂	宁夏泉水药业有限公司	祛风散寒，舒筋活血。用于风寒湿痹，腰腿疼
57	恒古骨伤愈合剂	赛灵药业科技集团股份有限公司	活血益气，补肝肾，接骨续筋，消肿止痛，促进骨折愈合。用于新鲜骨折及陈旧骨折、股骨头坏死、骨关节病、腰椎间盘突出症
58	红金消结胶囊	云南佑生药业有限责任公司	彝医：补知凯扎诺，且凯色土，哈息黑。中医：疏肝理气，软坚散结，活血化瘀，消肿止痛。用于气滞血瘀所致的乳腺小叶增生，子宫肌瘤，卵巢囊肿

续表

序号	中成药名称	中成药生产企业	功能主治
59	花红胶囊/片/颗粒	广西壮族自治区花红药业集团股份公司	清热解毒，燥湿止带，祛瘀止痛。用于湿热瘀滞所致带下病、月经不调，症见带下量多、色黄质稠、小腹隐痛、腰骶酸痛、经行腹痛；慢性盆腔炎、附件炎见上述证候者
60	华蟾素胶囊	陕西东泰制药有限公司	解毒，消肿，止痛。用于中、晚期肿瘤，慢性乙型肝炎等症
61	华蟾素片	安徽华润金蟾药业股份有限公司	解毒，消肿，止痛。用于中、晚期肿瘤，慢性乙型肝炎等症
62	滑膜炎颗粒	神威药业（张家口）有限公司	清热祛湿，活血通络。用于湿热闭阻、瘀血阻络所致的痹病，症见关节肿胀疼痛、痛有定处、屈伸不利；急、慢性滑膜炎及膝关节术后见上述证候者
63	化瘀散结灌肠液	青海瑞成药业（集团）有限公司	活血化瘀，软坚散结，清热解毒。用于慢性盆腔炎
64	华佗再造丸	广州白云山奇星药业有限公司	活血化瘀，化痰通络，行气止痛。用于痰瘀阻络之中风恢复期和后遗症，症见半身不遂、拘挛麻木、口眼歪斜、语言不清
65	槐杞黄颗粒	启东盖天力药业有限公司	益气养阴。适用于气阴两虚引起的儿童体质虚弱，反复感冒，或老年人病后体虚，症见头晕，头昏，神疲乏力，口干气短，心悸，易出汗，食欲不振，大便秘结
66	还少胶囊	重庆三峡云海药业股份有限公司	温肾补脾，养血益精。用于脾肾虚损证，症见腰膝酸痛，阳痿遗精，耳鸣目眩，精血亏耗，肌体瘦弱，食欲减退，牙根酸痛
67	黄精赞育胶囊	上海新亚药业邗江有限公司	补肾填精，清热利湿。用于肾虚精亏夹湿热型弱精子症、少精子症引起的男性不育，症见腰膝酸软、阴囊潮湿等，以及精液检查见精子稀少、活动力差
68	黄葵胶囊	苏中药业集团股份有限公司	清利湿热，解毒消肿。用于慢性肾炎之湿热证，症见浮肿、腰痛、蛋白尿、血尿、舌苔黄腻等
69	藿香正气口服液	太极集团重庆涪陵制药厂有限公司	解表化湿，理气和中。用于外感风寒，内伤湿滞，或夏伤暑湿所致的感冒，症见头痛昏重、胸膈痞闷、脘腹胀痛、呕吐泄泻；胃肠型感冒见上述证候者
70	急支糖浆	太极集团重庆涪陵制药厂有限公司	清热化痰，宣肺止咳。用于外感风热所致的咳嗽，症见发热、恶寒、胸膈满闷、咳嗽咽痛；急性支气管炎、慢性支气管炎急性发作见上述证候者
71	健肝乐颗粒	武汉康乐药业股份有限公司	养血护肝，解毒止痛。有降低转氨酶、消褪黄疸，以及改善各类肝炎临床症状的作用。用于治疗急慢性病毒性肝炎等
72	江中牌健胃消食片	江中药业股份有限公司	健胃消食。用于脾胃虚弱所致的食积，症见不思饮食、嗳腐酸臭、脘腹胀满；消化不良见上述证候者

续表

序号	中成药名称	中成药生产企业	功能主治
73	金刚藤胶囊	湖北福人药业股份有限公司	清热解毒，化湿消肿。用于湿热下注所致的带下量多、黄稠，经期腹痛；慢性盆腔炎、附件炎或附件炎性包块见上述证候者
74	金花清感颗粒	聚协昌（北京）药业有限公司	疏风宣肺，清热解毒。用于单纯型流行性感冒轻症，中医辨证属风热犯肺者，症见发热，头痛，全身酸痛，咽痛，咳嗽，恶风或恶寒，鼻塞流涕，舌质红，舌苔薄黄，脉数。在新型冠状病毒肺炎的常规治疗中，可用于轻型、普通型引起的发热、咳嗽、乏力
75	金莲清热泡腾片	天津中盛海天制药有限公司	清热解毒，利咽生津，止咳祛痰。主治外感热证，症见高热、口渴、咽干、咽痛、咳嗽、痰稠。亦适用于流行性感冒、上呼吸道感染见有上述证候者
76	金嗓利咽丸	西安碑林药业股份有限公司	疏肝理气，化痰利咽。用于痰湿内阻、肝郁气滞所致的咽部异物感、咽部不适、声音嘶哑；声带肥厚见上述证候者
77	金嗓散结丸	西安碑林药业股份有限公司	清热解毒，活血化瘀，利湿化痰。用于热毒蕴结、气滞血瘀所致的声音嘶哑、声带充血、肿胀；慢性喉炎、声带小结、声带息肉见上述证候者
78	金水宝胶囊 / 片	江西金水宝制药有限公司	补益肺肾，秘精益气。用于肺肾两虚，精气不足，久咳虚喘，神疲乏力，不寐健忘，腰膝酸软，月经不调，阳痿早泄；慢性支气管炎、慢性肾功能不全、高脂血症、肝硬化见上述证候者
79	筋骨痛消丸	河南省洛正药业有限责任公司	活血行气，温经通络，消肿止痛。用于血瘀寒凝所致膝关节骨质增生，症见膝关节疼痛、肿胀、活动受限等
80	京万红软膏	天津达仁堂京万红药业有限公司	活血解毒，消肿止痛，去腐生肌。用于轻度水、火烫伤，疮疡肿痛，创面溃烂
81	九味镇心颗粒	北京北陆药业股份有限公司	养心补脾，益气安神。用于广泛性焦虑症心脾两虚证，症见善思多虑不解、失眠或多梦、心悸、食欲不振、神疲乏力、头晕、易汗出、善太息、面色萎黄、舌淡苔薄白、脉弦细或沉细
82	开喉剑喷雾剂（儿童型）	贵州三力制药股份有限公司	中医：清热解毒，消肿止痛。用于急慢性咽喉炎，扁桃体炎，咽喉肿痛，口腔炎，牙龈肿痛。苗医：旭嘎凯沓痂，泱安挡孟。陡：纳，蒙宁宫，蒙嘎宫昂，江杠房，水嘎果西
83	康妇消炎栓	葵花药业集团（伊春）有限公司	清热解毒，利湿散结，杀虫止痒。用于湿热、湿毒所致的带下病、阴痒，症见下腹胀痛或腰骶胀痛，带下量多，色黄，阴部瘙痒，或有低热，神疲乏力，便干或溏而不爽，小便黄；盆腔炎、附件炎、阴道炎见上述证候者
84	康妇炎胶囊	山东步长神州制药有限公司	清热解毒，化瘀行滞，除湿止带。用于月经不调，痛经，附件炎，阴道炎，子宫内膜炎及盆腔炎等妇科炎症

续表

序号	中成药名称	中成药生产企业	功能主治
85	康复新液	四川好医生攀西药业有限责任公司/昆明赛诺制药股份有限公司	通利血脉，养阴生肌。内服：用于瘀血阻滞，胃痛出血，胃，十二指肠溃疡，以及阴虚肺痨、肺结核的辅助治疗。外用：用于金疮、外伤、溃疡、瘘管、烧伤、烫伤、褥疮之创面
86	抗病毒颗粒	四川光大制药有限公司	清热祛湿，凉血解毒。用于风热感冒，上呼吸道感染，流感
87	抗病毒口服液	广州市香雪制药股份有限公司	清热祛湿，凉血解毒。用于风热感冒，流感
88	抗感颗粒	四川好医生攀西药业有限责任公司	清热解毒。用于外感风热引起的感冒，症见发热、头痛、鼻塞、喷嚏、咽痛、全身乏力、酸痛
89	苦碟子注射液	通化华夏药业有限责任公司	活血止痛，清热祛瘀。用于瘀血闭阻的胸痹，症见胸闷、心痛，口苦，舌暗红或存瘀斑等。适用于冠心病、心绞痛见上述病状者。亦可用于脑梗塞者
90	苦黄注射液/颗粒	常熟雷允上制药有限公司/雷允上药业集团有限公司	注射液：清热利湿，疏肝退黄。主治湿热黄疸，也用于黄疸型病毒性肝炎。颗粒：清热利湿，疏肝退黄。用于因湿热内蕴引起的黄疸型病毒性肝炎患者的退黄
91	坤宝丸	北京同仁堂股份有限公司经营分公司	滋补肝肾，镇静安神，养血通络。用于妇女绝经前后，肝肾阴虚引起的月经紊乱，潮热多汗，失眠健忘，心烦易怒，头晕耳鸣，咽干口渴，四肢酸楚，关节疼痛
92	坤泰胶囊	贵阳新天药业股份有限公司	滋阴清热，安神除烦。用于绝经期前后诸症阴虚火旺者，症见潮热面红、自汗盗汗、心烦不宁、失眠多梦、头晕耳鸣、腰膝酸软、手足心热；妇女卵巢功能衰退更年期综合征见上述证候者
93	昆仙胶囊	广州白云山陈李济药厂有限公司	补肾通络，祛风除湿。主治类风湿关节炎属风湿痹阻兼肾虚证。症见关节肿胀疼痛，屈伸不利，晨僵，关节压痛，关节喜暖畏寒，腰膝酸软，舌质淡，苔白，脉沉细
94	蓝芩口服液	扬子江药业集团有限公司	清热解毒，利咽消肿。用于急性咽炎属肺胃实热证，症见咽痛、咽干、咽部灼热
95	雷公藤多苷片	江苏美通制药有限公司	祛风解毒，除湿消肿，舒筋通络。有抗炎及抑制细胞免疫和体液免疫等作用。用于风湿热瘀、毒邪阻滞所致的类风湿性关节炎，肾病综合征，白塞氏三联症，麻风反应，自身免疫性肝炎等
96	六神丸/胶囊	雷允上药业集团有限公司/上海雷允上药业有限公司	清凉解毒，消炎止痛。用于烂喉丹痧，咽喉肿痛，喉风喉痈，单双乳蛾，小儿热疖，痈疡疔疮，乳痈发背，无名肿毒

续表

序号	中成药名称	中成药生产企业	功能主治
97	龙胆泻肝丸	北京同仁堂药业	清肝胆，利湿热。用于肝胆湿热证，症见头晕目赤，耳鸣耳聋，耳肿疼痛，胁痛口苦，尿赤，湿热带下
98	龙血竭片	云南大唐汉方制药股份有限公司	活血散瘀，定痛止血，敛疮生肌。用于跌打损伤，瘀血作痛，妇女气血凝滞，外伤出血，脓疮久不收口，以及慢性结肠炎所致的腹痛、腹泻等症
99	癃清片	津药达仁堂集团股份有限公司隆顺榕制药厂	清热解毒，凉血通淋。用于下焦湿热所致的热淋，症见尿频、尿急、尿痛、腰痛、小腹坠胀；亦用于慢性前列腺炎湿热蕴结兼瘀血证，症见小便频急，尿后余沥不尽，尿道灼热，会阴、少腹、腰骶部疼痛或不适等
100	潞党参口服液	山西正来制药有限公司	补中益气，健脾益肺，滋补强壮，增强人体免疫能力。用于脾肺虚弱，症见气短心悸、食少便溏、虚喘咳嗽，亦可用于脾虚型小儿泄泻、妇产科贫血、慢性胃炎、慢性肾炎及放化疗后脾肺气虚诸症
101	驴胶补血颗粒	九芝堂股份有限公司	补血，益气，调经。用于久病气血两虚所致的体虚乏力、面黄肌瘦、头晕目眩、月经过少
102	罗浮山风湿膏药	广东罗浮山国药股份有限公司	祛风除湿，消肿止痛。用于风湿性关节炎，类风湿性关节炎，坐骨神经痛，外伤肿痛
103	裸花紫珠片	海南九芝堂药业有限公司	清热解毒，收敛止血。用于血热毒盛所致的呼吸道、消化道出血及细菌感染性炎症
104	马应龙麝香痔疮膏	马应龙药业集团股份有限公司	清热燥湿，活血消肿，去腐生肌。用于湿热瘀阻所致的痔疮、肛裂，症见大便出血，或疼痛、有下坠感；亦用于肛周湿疹
105	脉管复康片	天津同仁堂集团股份有限公司	活血化瘀，通经活络。用于瘀血阻滞、脉络不通引起的脉管炎、硬皮病、动脉硬化性下肢血管闭塞症；对冠心病、脑血栓后遗症属上述证候者也有一定治疗作用
106	脉血康胶囊	重庆多普泰制药股份有限公司	破血，逐瘀，通脉止痛。用于癥瘕痞块，血瘀经闭，跌打损伤
107	摩罗丹（浓缩丸）	邯郸制药股份有限公司	和胃降逆，健脾消胀，通络定痛。用于胃疼，胀满，痞闷，纳呆，嗳气，烧心
108	木丹颗粒	辽宁奥达制药有限公司	益气活血，通络止痛。用于治疗糖尿病性周围神经病变属气虚络阻证，临床表现为四肢末梢及躯干部麻木、疼痛及感觉异常，或见肌肤甲错、面色晦暗、倦怠乏力、神疲懒言、自汗等
109	脑心通胶囊	陕西步长制药有限公司	益气活血，化瘀通络。用于气虚血滞、脉络瘀阻所致中风中经络，症见半身不遂，肢体麻木，口眼歪斜，舌强语謇，以及胸痹心痛、胸闷、心悸、气短；脑梗塞、冠心病心绞痛属上述证候者

续表

序号	中成药名称	中成药生产企业	功能主治
110	尿毒清颗粒（无糖型）	康臣药业（内蒙古）有限责任公司	通腑降浊，健脾利湿，活血化瘀。用于慢性肾功能衰竭，氮质血症期和尿毒症早期，中医辨证属脾虚湿浊证和脾虚血瘀证者。可降低肌酐、尿素氮，稳定肾功能，延缓透析时间。对改善肾性贫血，提高血钙、降低血磷也有一定作用
111	尿清舒颗粒	广州一品红制药有限公司	彝医：西费色哩哩诺奴诺，夫撒凯奴，吐土希。中医：清热利湿，利水通淋。用于湿热蕴结所致淋证，症见小便不利、淋漓涩痛；慢性前列腺炎属上述证候
112	宁泌泰胶囊	贵阳新天药业股份有限公司	苗医：旭嘎帜沓痂，洼内通诘：休洼凯纳，殃矢迪，久溜阿洼，底抡。中医：清热解毒，利湿通淋。用于湿热蕴结所致淋证，症见小便不利，淋漓涩痛，尿血，以及下尿路感染、慢性前列腺炎见上述证候者
113	诺迪康胶囊	西藏诺迪康药业股份有限公司	益气活血，通脉止痛。用于气虚血瘀所致胸闷、心悸气短、神疲乏力、少气懒言、头晕目眩
114	片仔癀	漳州片仔癀药业股份有限公司	清热解毒，凉血化瘀，消肿止痛。用于热毒血瘀所致急慢性病毒性肝炎，痈疽疔疮，无名肿毒，跌打损伤及各种炎症
115	蒲地蓝消炎口服液	济川药业集团有限公司	清热解毒，消肿利咽。用于疖肿、腮腺炎、咽炎、扁桃体炎
116	普济痔疮栓	山东新时代药业有限公司	清热解毒，凉血止血。用于热证便血，对各期内痔便血及混合痔肿胀等有较好的疗效
117	普乐安片	浙江康恩贝制药股份有限公司	补肾固本。用于肾气不固所致的腰膝酸软，尿后余沥
118	七十味珍珠丸	金诃藏药股份有限公司 / 西藏甘露藏药股份有限公司	安神，镇静，通经活络，调和气血，醒脑开窍。用于“黑白脉病”或“龙血”不调；可治疗中风、瘫痪、半身不遂、癫痫、脑出血、脑震荡、心脏病、高血压及神经性障碍
119	芪参益气滴丸	天士力医药集团股份有限公司	益气通脉，活血止痛。用于气虚血瘀所致胸痹，症见胸闷胸痛、气短乏力、心悸、自汗、面色少华、舌体胖有齿痕、舌质暗或有瘀斑、脉沉弦；冠心病心绞痛见上述证候者
120	芪苈强心胶囊	石家庄以岭药业股份有限公司	益气温阳，活血通络，利水消肿。用于冠心病、高血压病所致轻、中度充血性心力衰竭证属阳气虚乏、络瘀水停，症见心慌气短，动则加剧，夜间不能平卧，下肢浮肿，倦怠乏力，小便短少，口唇青紫，畏寒肢冷，咳吐稀白痰
121	芪蓉润肠口服液	北京北卫药业有限责任公司	益气养阴，健脾滋肾，润肠通便。用于气阴两虚，脾肾不足，大肠失于濡润而致的虚证便秘
122	麒麟丸	广东太安堂药业股份有限公司	补肾填精，益气养血。适用于肾虚精亏、血气不足证，症见腰膝酸软、倦怠乏力、面色不华、男子精液清稀、阳痿早泄、女子月经不调；男子不育、女子不孕见有上述证候者

续表

序号	中成药名称	中成药生产企业	功能主治
123	气滞胃痛颗粒	辽宁华润本溪三药有限公司	疏肝理气，和胃止痛。用于肝郁气滞所致胸痞胀满、胃脘疼痛
124	前列舒通胶囊	保定天浩制药有限公司	清热利湿，化瘀散结。用于慢性前列腺炎、前列腺增生属湿热瘀阻证，症见尿频、尿急、尿淋漓，会阴、下腹或腰骶部坠胀或疼痛，阴囊潮湿等
125	前列欣胶囊	山东宏济堂制药集团股份有限公司	活血化瘀，清热利湿。用于瘀血凝聚、湿热下注所致的淋证，症见尿急、尿痛、排尿不畅、滴沥不净；慢性前列腺炎、前列腺增生见上述证候者
126	强肝胶囊	石家庄东方药业股份有限公司	清热利湿，补脾养血，益气解郁。用于慢性肝炎，早期肝硬化，脂肪肝，中毒性肝炎等
127	强力定眩片	陕西汉王药业股份有限公司	降压，降脂，定眩。用于高血压、动脉硬化、高脂血症，以及上述诸病引起的头痛、头晕、目眩、耳鸣、失眠等症
128	强力枇杷露（无糖型）	哈尔滨市康隆药业有限责任公司	养阴敛肺，止咳祛痰。用于支气管炎咳嗽
129	芩香清解口服液	广州一品红制药有限公司	疏散风热，清泻里热，解毒利咽。用于小儿上呼吸道感染表里俱热证，症见发热、便秘、鼻塞、流涕、咳嗽、咽红肿痛、口渴烦躁、舌红苔黄、脉滑数等者
130	青鹏软膏	西藏奇正藏药营销有限公司	藏医：活血化瘀，消炎止痛。用于痛风、风湿、类风湿关节炎，热性“冈巴”或“黄水”病变引起的关节肿痛、扭挫伤肿痛、皮肤瘙痒、湿疹。中医：活血化瘀，消肿止痛。用于风湿性关节炎、类风湿性关节炎、骨关节炎、痛风、急慢性扭挫伤、肩周炎引起的关节、肌肉肿胀疼痛，以及皮肤瘙痒、湿疹
131	清宣止咳颗粒	江苏苏中药业集团股份有限公司	疏风清热，宣肺止咳。用于小儿外感风热咳嗽，症见咳嗽，咯痰，发热或鼻塞，流涕，微恶风寒，咽红或痛
132	清浊祛毒丸	广西清之品制药有限责任公司	清热解毒，利湿去浊。用于湿热下注所致尿频、尿急、尿痛等
133	全杜仲胶囊	江西普正制药股份有限公司	补肝肾，强筋骨，降血压。用于肾虚腰痛，腰膝无力；高血压见上述症状者
134	热毒宁注射液	江苏康缘药业股份有限公司	清热，疏风，解毒。用于外感风热所致感冒、咳嗽，症见高热、微恶风寒、头痛身痛、咳嗽、痰黄；上呼吸道感染、急性支气管炎见上述证候者
135	热淋清胶囊	贵州弘康药业有限公司	清热泻火，利尿通淋。用于下焦湿热所致的热淋，症见尿频、尿急、尿痛；尿路感染、肾盂肾炎见上述证候者
136	热淋清颗粒	贵州威门药业股份有限公司	清热泻火，利尿通淋。用于下焦湿热所致的热淋，症见尿频、尿急、尿痛；尿路感染、肾盂肾炎见上述证候者

续表

序号	中成药名称	中成药生产企业	功能主治
137	仁青常觉	西藏甘露藏药股份有限公司	清然解毒，调和滋补。用于“龙、赤巴、培根”各病，陈旧性胃肠炎、溃疡，“木布”病，萎缩性胃炎，各种中毒症；梅毒、麻风，陈旧热病，炭疽、疖痛，干黄水，化脓等
138	如意金黄散	北京同仁堂股份有限公司同仁堂制药厂	清热解毒，消肿止痛。用于热毒瘀滞肌肤所致疮疡肿痛、丹毒流注，症见肌肤红、肿、热、痛，亦可用于跌打损伤
139	乳块消颗粒	北京亚东生物制药有限公司	疏肝理气，活血化瘀，消散乳块。用于肝气郁结、气滞血瘀所致乳腺增生，乳房胀痛
140	润燥止痒胶囊	国药集团同济堂（贵州）制药有限公司	苗医：怡象任早，墟瘕任者，滇劫挡祛卡，任哈赊嘎，雪皮风症。中医：养血滋阴，祛风止痒，润肠通便。用于血虚风燥所致的皮肤瘙痒，痤疮，便秘
141	赛霉安散	福建省泉州亚泰制药有限公司	清热止血，收敛祛湿，化腐生肌。用于口、鼻、喉黏膜溃疡、发炎、出血，牙周溃疡，皮肤碰伤、刀伤、慢性溃疡，子宫颈糜烂，阴道炎，痔疮，肛瘘，褥疮等病症，也可作新生婴儿脐粉
142	三金片	桂林三金药业股份有限公司	清热解毒，利湿。用于下焦湿热所致的小便短赤，淋漓涩痛
143	三七通舒胶囊	成都华神科技集团股份有限公司制药厂	活血化瘀，活络通脉，改善脑梗塞、脑缺血功能障碍，恢复缺血性脑代谢异常，抗血小板聚集，防止血栓形成，改善微循环，降低全血黏度，增加颈动脉血流量。主要用于心脑血管栓塞性病症，主治中风、半身不遂、口舌歪斜、言语謇涩、偏身麻木
144	散结镇痛胶囊	江苏康缘药业股份有限公司	软坚散结，化瘀定痛。用于痰瘀互结兼气滞所致的继发性痛经、月经不调、盆腔包块、不孕；子宫内膜异位症见上述证候者
145	扫日劳清肺止咳胶囊	内蒙古天奇中蒙制药股份有限公司	清肺热，止咳，祛痰。用于希拉、血性肺热证，症见烦热口干，咳嗽咯痰，便秘溲赤，舌红，苔黄腻等；急性气管—支气管炎，慢性支气管炎急性发作期见有上述症状者
146	芍倍注射液	河南泰丰生物科技有限公司	收敛固涩，凉血止血，活血化瘀。用于各期内痔及静脉曲张型混合痔治疗中的止血，使痔核萎缩
147	麝香保心丸	上海和黄药业有限公司	芳香温通，益气强心。用于气滞血瘀所致的胸痹，症见心前区疼痛、固定不移；心肌缺血所致的心绞痛、心肌梗死见上述证候者
148	麝香通心滴丸	内蒙古康恩贝药业有限公司圣龙分公司	芳香益气通脉，活血化瘀止痛。用于冠心病稳定型劳累性心绞痛气虚血瘀证，症见胸痛胸闷，心悸气短，神倦乏力

续表

序号	中成药名称	中成药生产企业	功能主治
149	参麦注射液	正大青春宝药业有限公司	益气固脱，养阴生津，生脉。用于治疗气阴两虚型之休克、冠心病、病毒性心肌炎、慢性肺心病、粒细胞减少症
150	参芪扶正注射液	丽珠集团利民制药厂	益气扶正。用于肺脾气虚引起的神疲乏力、少气懒言、自汗眩晕，以及肺癌、胃癌见上述证候者的辅助治疗
151	参茸固本还少丸	兰州佛慈制药股份有限公司	补肾助阳，益气固体，填精止遗，强筋健骨。用于肾阴不足、命门火衰所致的畏寒肢冷，面色㿠白，腰膝酸软，精神不振，阳痿早泄，遗精滑精，性欲减退，女子宫寒不孕，带下清稀，或尿增多，以及耳鸣、耳聋，虚喘，浮肿，五更泄泻等
152	参松养心胶囊	北京以岭药业有限公司	益气养阴，活血通络，清心安神。用于治疗冠心病室性早搏属气阴两虚，心络瘀阻证，症见心悸不安、气短乏力、动则加剧、胸部闷痛、失眠多梦、盗汗、神倦懒言
153	肾宝片	江西汇仁药业股份有限公司	调和阴阳，温阳补肾，扶正固本。用于腰腿酸痛，精神不振，夜尿频多，畏寒怕冷，妇女白带清稀等症
154	肾康注射液	西安世纪盛康药业有限公司	降逆泄浊，益气活血，通腑利湿。适用于慢性肾功能衰竭属湿浊血瘀证，症见恶心呕吐、口中黏腻、面色晦暗、身重困倦、腰痛、纳呆、腹胀、肌肤甲错、肢体麻木、舌质紫暗或有瘀点、舌苔厚腻、脉涩或细涩
155	肾炎康复片	天津同仁堂集团股份有限公司	益气养阴，健脾补肾，清解余毒。用于气阴两虚、脾肾不足、水湿内停所致的水肿，症见神疲乏力，腰膝酸软，面目、四肢浮肿，头晕耳鸣；慢性肾炎、蛋白尿、血尿见上述证候者
156	升血小板胶囊	陕西郝其军制药股份有限公司	清热解毒，凉血止血，散瘀消斑。用于原发性血小板减少性紫癜，症见全身瘀点或瘀斑，发热烦渴，小便短赤，大便秘结，或见鼻衄、齿衄，舌红、苔黄，脉滑数或弦数
157	生白口服液	湖北梦阳药业股份有限公司	温肾健脾，补益气血。用于癌症放、化疗引起的白细胞减少属脾肾阳虚、气血不足证候者，症见神疲乏力，少气懒言，畏寒肢冷，纳差便溏，腰膝酸软等
158	生血宝合剂	清华德人西安幸福制药有限公司	滋补肝肾，益气生血。用于肝肾不足、气血两虚所致的神疲乏力、腰膝酸软、头晕耳鸣、心悸、气短、失眠、咽干、纳差食少；放、化疗所致的白细胞减少、缺铁性贫血见上述证候者
159	湿润烧伤膏	汕头市美宝制药有限公司	清热解毒，止痛，生肌。用于各种烧、烫、灼伤
160	十味龙胆花胶囊	西藏藏药集团股份有限公司	清热化痰，止咳平喘。用于痰热壅肺所致的咳嗽、喘鸣、痰黄，或兼发热、流涕、咽痛、口渴、尿黄、便干等症；急性气管炎、慢性支气管炎急性发作见以上证候者

续表

序号	中成药名称	中成药生产企业	功能主治
161	十五味赛尔斗丸	青海久美藏药药业有限公司	藏医：清肝热，舒胆排石退黄。用于肝胆热证，胆囊炎，胆石症，胆总管结石。中医：清利肝胆，排石退黄。用于胆囊炎、胆石症、胆总管结石属肝胆湿热者
162	舒肝解郁胶囊	四川济生堂药业有限公司	舒肝解郁，健脾安神。适用于轻、中度单相抑郁症属肝郁脾虚证者，症见情绪低落，兴趣下降，迟滞，失眠，多梦，紧张不安，急躁易怒，食少纳呆，胸闷，无力，多汗，疼痛，舌苔白或腻，脉弦或细
163	舒血宁注射液	朗致集团万荣药业有限公司	扩张血管，改善微循环。用于缺血性心脑血管疾病，冠心病，心绞痛，脑栓塞，脑血管痉挛等
164	疏风解毒胶囊	安徽济人药业有限公司	疏风清热，解毒利咽。用于急性上呼吸道感染属风热证，症见发热，恶风，咽痛，头痛，鼻塞，流浊涕，咳嗽
165	疏肝益阳胶囊	贵州益佰制药股份有限公司	疏肝解郁，活血补肾。用于肝郁肾虚和肝郁肾虚兼血瘀所致功能性阳痿或轻度动脉供血不足性阳痿，症见阳痿，阴茎痿软不举或举而不坚，胸闷善太息，胸肋胀满，腰膝酸软，舌淡或有瘀斑，脉弦或弦细
166	疏血通注射液	牡丹江友搏药业有限责任公司	活血化瘀，通经活络。用于瘀血阻络所致的中风中经络急性期，症见半身不遂、口舌歪斜、言语蹇涩。急性期脑梗塞见上述证候者
167	四妙丸	吉林紫鑫药业股份有限公司	清热利湿。用于湿热下注所致的痹病，症见足膝红肿、筋骨疼痛
168	四磨汤口服液	湖南汉森制药股份有限公司	顺气降逆，消积止痛。用于婴幼儿乳食内滞证，症见腹胀、腹痛、啼哭不安、厌食纳差、腹泻或便秘；中老年气滞、食积证，症见脘腹胀满、腹痛、便秘；以及腹部手术后促进肠胃功能的恢复
169	苏黄止咳胶囊	扬子江药业集团	疏风宣肺，止咳利咽。用于风邪犯肺、肺气失宣所致的咳嗽，咽痒，痒时咳嗽，或呛咳阵作，气急，遇冷空气、异味等因素突发或加重，或夜卧晨起咳剧，多呈反复性发作，干咳无痰或少痰，舌苔薄白；感冒后咳嗽及咳嗽变异型哮喘见上述证候者
170	速效救心丸	天津中新药业集团股份有限公司第六中药厂	行气活血，祛瘀止痛，增加冠脉血流量，缓解心绞痛。用于气滞血瘀型冠心病，心绞痛
171	痰热清胶囊 / 注射液	上海凯宝药业股份有限公司	胶囊：清热，化痰，解毒。用于风温肺热病属风热袭肺证，症见发热，恶风，咳嗽，咯痰，或咽痛，流涕，口干等。注射液：清热，化痰，解毒。用于风温肺热病属痰热阻肺证，症见发热，咳嗽，咯痰不爽，咽喉肿痛，口渴，舌红，苔黄；肺炎早期、急性支气管炎、慢性支气管炎急性发作及上呼吸道感染属上述证候者

续表

序号	中成药名称	中成药生产企业	功能主治
172	藤黄健骨片	湖南方盛制药股份有限公司	补肾，活血，止痛。用于肥大性脊椎炎，颈椎病，跟骨刺，增生性关节炎，大骨节病
173	天芪降糖胶囊	黑龙江未名天人制药有限公司	益气养阴，清热生津。用于 2 型糖尿病气阴两虚证，症见倦怠乏力，口渴喜饮，五心烦热，自汗、盗汗，气短懒言，心悸失眠
174	天智颗粒	仲景宛西制药股份有限公司	平肝潜阳，补益肝肾，益智安神。用于肝阳上亢的中风引起的头晕目眩，头痛失眠，烦躁易怒，口苦咽干，腰膝酸软，智能减退，思维迟缓，定向性差；轻中度血管性痴呆属上述证候者
175	通络祛痛膏	河南羚锐制药股份有限公司	活血通络，散寒除湿，消肿止痛。用于腰部、膝部骨性关节炎瘀血停滞、寒湿阻络证，症见关节刺痛或钝痛，关节僵硬，屈伸不利，畏寒肢冷。用于颈椎病（神经根型）瘀血停滞、寒湿阻络证，症见颈项、肩臂疼痛，颈项活动不利，肢体麻木，畏寒肢冷，肢体困重等
176	万通筋骨片	通化万通药业股份有限公司	祛风散寒，通络止痛。用于痹病，症见腰腿痛、肌肉关节疼痛、屈伸不利，以及肩周炎、颈椎病、风湿性关节炎、类风湿性关节炎见以上证候者
177	尪痹片	辽宁上药好护士药业（集团）有限公司	补肝肾，强筋骨，祛风湿，通经络。用于肝肾不足、风湿阻络所致尪痹，症见肌肉、关节疼痛，局部肿大，僵硬畸形，屈伸不利，腰膝酸软，畏寒乏力；类风湿性关节炎见上述证候者
178	王氏保赤丸	精华制药集团股份有限公司	祛滞，健脾，祛痰。用于小儿乳滞疳积、痰厥惊风、喘咳痰鸣、乳食减少、吐泻发热、大便秘结、四时感冒，以及脾胃虚弱、发育不良等症；成人肠胃不清、痰食阻滞者亦有疗效
179	维血宁合剂	陕西中医药大学制药厂	滋阴养血，清热凉血。用于阴虚血热所致的出血；血小板减少症见上述证候者
180	胃肠安丸	天津中新药业集团股份有限公司乐仁堂制药厂	芳香化浊，理气止痛，健胃导滞。用于湿浊中阻、食滞不化所致的腹泻，纳差，恶心、呕吐，腹胀、腹痛；消化不良、肠炎、痢疾见上述证候者
181	胃复春片/胶囊	杭州胡庆余堂药业有限公司	健脾益气，活血解毒。用于治疗胃癌癌前期病变、胃癌手术后辅助治疗、慢性浅表性胃炎属脾胃虚弱证者
182	温胃舒颗粒	合肥华润神鹿药业有限公司	温胃止痛。用于慢性胃炎，胃脘凉痛，饮食生冷，受寒痛甚
183	稳心颗粒	山东步长制药股份有限公司	益气养阴，活血化瘀。用于气阴两虚、心脉瘀阻所致的心悸不宁，气短乏力，胸闷胸痛；室性早搏、房性早搏见上述证候者

续表

序号	中成药名称	中成药生产企业	功能主治
184	乌灵胶囊	浙江佐力药业股份有限公司	补肾健脑，养心安神。用于心肾不交所致的失眠，健忘，心悸心烦，神疲乏力，腰膝酸软，头晕耳鸣，少气懒言，脉细或沉无力；神经衰弱见上述证候者
185	五灵胶囊	清华德人西安幸福制药有限公司	疏肝健脾活血。用于慢性乙型肝炎肝郁脾虚挟瘀证，症见纳呆、腹胀、嗳气、胁肋胀痛、疲乏无力等
186	五子衍宗丸	北京同仁堂股份有限公司同仁堂制药厂	补肾益精。用于肾虚精亏所致的阳痿不育，遗精早泄，腰疼，尿后余沥
187	西帕依固龈液	新奇康药业股份有限公司	健齿固龈，清血止痛。用于牙周疾病引起的牙齿酸软，咀嚼无力，松动移位，牙龈出血，以及口舌生疮，咽喉肿痛，口臭、烟臭
188	喜炎平注射液	江西青峰药业有限公司	清热解毒，止咳止痢。用于支气管炎、扁桃体炎、细菌性痢疾等
189	仙灵骨葆胶囊	国药集团同济堂（贵州）制药有限公司	滋补肝肾，接骨续筋，强身健骨。用于骨质疏松，骨折，骨关节炎，骨无菌性坏死等
190	橡皮生肌膏	天津达仁堂京万红药业有限公司	去痛生肌，消炎长皮。用于Ⅱ期压疮和浅Ⅱ度烧伤
191	消痛贴膏	西藏奇正藏药股份有限公司	活血化瘀，消肿止痛。用于急慢性扭挫伤、跌打瘀痛、骨质增生、风湿及类风湿疼痛。亦适用于落枕、肩周炎、腰肌劳损和陈旧性伤痛等
192	小儿柴桂退热颗粒	葵花药业集团（襄阳）隆中有限公司	发汗解表，清里退热。用于小儿外感发热。症见发热，头身痛，流涕，口渴，咽红，溲黄，便干等
193	小儿柴芩清解颗粒	三普药业有限公司	清热解毒。用于小儿外感发热，咽红肿痛，头痛咳嗽
194	小儿豉翘清热颗粒	济川药业集团有限公司	疏风解表，清热导滞。用于小儿风热感冒夹滞证，症见发热咳嗽，鼻塞流涕，咽红肿痛，纳呆口渴，脘腹胀满，便秘或大便酸臭，溲黄
195	小儿肺热咳喘颗粒	海南葫芦娃药业集团股份有限公司	清热解毒，宣肺止咳，化痰平喘。用于感冒，支气管炎属痰热壅肺证者
196	小儿咳喘灵颗粒	江苏苏中药业集团股份有限公司	宣肺、清热，止咳、祛痰。用于上呼吸道感染引起的咳嗽
197	小儿咳喘灵口服液	哈尔滨市康隆药业有限责任公司	宣肺、清热，止咳、祛痰。用于上呼吸道感染引起的咳嗽

续表

序号	中成药名称	中成药生产企业	功能主治
198	小金胶囊	健民药业集团股份有限公司	散结消肿，化瘀止痛。用于阴疽初起，皮色不变，肿硬作痛，以及多发性脓肿、瘿瘤、瘰疬、乳岩、乳癖
199	心可舒片	山东沃华医药科技股份有限公司	活血化瘀，行气止痛。用于气滞血瘀引起的胸闷、心悸、头晕、头痛、颈项疼痛；冠心病心绞痛、高血脂、高血压、心律失常见上述证候者
200	心脉隆注射液	云南腾药制药股份有限公司	益气活血，通阳利水。用于气阳两虚、瘀血内阻所致的心悸，气短，浮肿，面色晦暗，口唇发绀；慢性充血性心力衰竭见上述证候的辅助治疗
201	心速宁胶囊	陕西摩美得气血和制药有限公司	清热化痰，宁心定悸。用于痰热扰心所致的心悸，胸闷，心烦，易惊，口干口苦，失眠多梦，眩晕，脉结代；冠心病、病毒性心肌炎引起的轻、中度室性过早搏动见上述证候者
202	新癀片	厦门中药厂有限公司	清热解毒，活血化瘀，消肿止痛。用于热毒瘀血所致的咽喉肿痛、牙痛、痹痛、胁痛、黄疸、无名肿痛
203	宣肺止嗽合剂	甘肃普安制药股份有限公司	疏风宣肺，止咳化痰。用于咳嗽属风邪犯肺证，症见咳嗽、咽痒、鼻塞流涕、恶寒发热、咯痰等
204	血必净注射液	天津红日药业股份有限公司	化瘀解毒。用于温热类疾病，症见发热、喘促、心悸、烦躁等瘀毒互结证；适用于因感染诱发的全身炎症反应综合征；也可配合用于治疗多器官功能失常综合征的脏器功能受损期。可用于新型冠状病毒肺炎重型、危重型的全身炎症反应综合征，以及多脏器功能衰竭
205	血尿安胶囊	云南理想药业有限公司	傣医：退埋通喃罕勒。兵拢牛贺占波，拢泵。中医：清热利湿，凉血止血。用于温热蕴结所致尿血、尿频、尿急、尿痛，以及泌尿系感染见上述证候者
206	血塞通软胶囊	昆药集团股份有限公司	活血祛瘀，通脉活络。用于瘀血阻滞所致的缺血性中风病（脑梗塞）中经络恢复期，症见半身不遂、偏身麻木、口舌歪斜，语言謇涩等
207	血脂康胶囊	北京北大维信生物科技有限公司	化浊降脂，活血化瘀，健脾消食。用于痰阻血瘀所致的高脂血症，症见气短、乏力、头晕、头痛、胸闷、腹胀、食少纳呆；也可用于高脂血症及动脉粥样硬化所致的其他心脑血管疾病的辅助治疗
208	鸦胆子油乳注射液	沈阳药大雷允上药业有限责任公司	抗癌药。用于肺癌、肺癌脑转移及消化道肿瘤
209	养胃舒颗粒	合肥华润神鹿药业有限公司	滋阴养胃。用于慢性胃炎，胃脘灼热，隐隐作痛
210	养血清脑颗粒	天士力制药集团股份有限公司	养血平肝，活血通络。用于血虚肝旺所致头痛，眩晕眼花，心烦易怒，失眠多梦

续表

序号	中成药名称	中成药生产企业	功能主治
211	腰痛宁胶囊	颈复康药业集团有限公司	消肿止痛，疏散寒邪，温经通络。用于寒湿瘀阻经络所致的腰椎间盘突出症、坐骨神经痛、腰肌劳损、腰肌纤维炎、风湿性关节痛，症见腰腿痛、关节痛及肢体活动受限等
212	一清胶囊	成都康弘药业集团股份有限公司	清热泻火解毒，化瘀凉血止血。用于火毒血热所致的身热烦躁，目赤口疮，咽喉、牙龈肿痛，大便秘结，吐血、咳血、衄血、痔血；咽炎、扁桃体炎、牙龈炎见上述证候者
213	益肾化湿颗粒	广州康臣药业集团	升阳补脾，益肾化湿，利水消肿。用于慢性肾小球肾炎（肾功能：SCr ＜ 2mg/dL）脾虚湿盛证出现的蛋白尿，兼见水肿、疲倦乏力、畏寒肢冷、纳少等
214	益肾蠲痹丸	江苏正大清江制药有限公司	温补肾阳，益肾壮督，搜风剔邪，蠲痹通络。用于发热，关节疼痛、肿大，红肿热痛，屈伸不利，肌肉疼痛、瘦削或僵硬，畸形的顽痹（类风湿性关节炎）等病症
215	茵胆平肝胶囊	漳州片仔癀药业股份有限公司	清热，利湿。用于肝胆湿热所致的胁痛、口苦、尿黄
216	茵栀黄口服液	北京华润高科天然药物有限公司	清热解毒，利湿退黄。用于肝胆湿热所致的黄疸，症见面目悉黄、胸胁胀痛、恶心呕吐、小便黄赤，以及急、慢性肝炎见上述症状者
217	银丹心脑通软胶囊	贵州百灵企业集团制药股份有限公司	苗医：蒙修，蒙柯，陇蒙柯，给俄，告俄蒙给。中医：活血化瘀，行气止痛，消食化滞。用于气滞血瘀所引起的胸痹，胸闷，气短，心悸等；冠心病心绞痛、高脂血症、脑动脉硬化、中风、中风后遗症见上述证候者
218	银花泌炎灵片	吉林华康药业股份有限公司	清热解毒，利湿通淋。用于急性肾盂肾炎、急性膀胱炎属下焦湿热证，症见发热恶寒、尿频急、尿道刺痛或尿血、腰痛等
219	银杏内酯注射液	成都百裕制药股份有限公司	活血化瘀，通经活络。用于中风病中经络（轻、中度脑梗塞）恢复期瘀血阻络证，症见半身不遂、口舌歪斜、言语謇涩、肢体麻木等
220	玉屏风颗粒	国药集团广东环球制药有限公司	益气，固表，止汗。用于表虚不固，自汗恶风，面色㿠白，或体虚易感风邪者
221	元胡止痛滴丸	甘肃陇神戎发药业股份有限公司	理气，活血，止痛。用于经行腹痛，胃痛，胁痛，头痛
222	云南白药胶囊	云南白药集团股份有限公司	化瘀止血，活血止痛，解毒消肿。用于跌打损伤，瘀血肿痛，吐血、咳血、便血、痔血、崩漏下血，手术出血，疮疡肿毒及软组织挫伤，闭合性骨折，支气管扩张及肺结核咳血，溃疡病出血，以及皮肤感染性疾病

续表

序号	中成药名称	中成药生产企业	功能主治
223	珍宝丸	内蒙古库伦蒙药有限公司	清热，安神，舒筋活络，除“协日乌素”，用于白脉病，半身不遂，风湿，类风湿，肌筋萎缩，神经麻痹，肾损脉伤，瘟疫热病，久治不愈等
224	振源胶囊	吉林省集安益盛药业股份有限公司	益气通脉，宁心安神，生津止渴。用于胸痹、心悸、不寐及消渴气虚证，症见胸痛胸闷，心悸不安，失眠健忘，口渴多饮，气短乏力；冠心病，心绞痛，心律失常，神经衰弱，2型糖尿病见上述证候者
225	正骨水	广西玉林制药集团有限责任公司	活血祛瘀，舒筋活络，消肿止痛。用于跌打损伤
226	正清风痛宁缓释片	湖南正清制药集团股份有限公司	祛风除湿，活血通络，利水消肿。用于风湿与类风湿性关节炎属风寒湿痹证，症见肌肉酸痛，关节肿胀、疼痛，屈伸不利，麻木僵硬等。亦用于慢性肾炎（普通型为主）属湿邪瘀阻证，症见反复浮肿，腰部酸痛，肢体困重，尿少，舌质紫暗或有瘀斑，苔腻等
227	致康胶囊	西安千禾药业股份有限公司	清热凉血止血，化瘀生肌定痛。用于创伤性出血、崩漏、呕血及便血等
228	中风回春片	河南润弘本草制药有限公司	活血化瘀，舒筋通络。用于痰瘀阻络所致的中风，症见半身不遂、肢体麻木、言语謇涩、口舌歪斜
229	猪苓多糖胶囊	湖北梦阳药业股份有限公司	清热利湿。用于湿热内蕴型慢性乙型肝炎的辅助治疗
230	注射用丹参多酚酸盐	上海绿谷制药有限公司	活血，化瘀，通脉。用于冠心病稳定性心绞痛，分级为Ⅰ、Ⅱ级，心绞痛症状表现为轻、中度，中医辨证为心血瘀阻证者，症见胸痛、胸闷、心悸
231	注射用青蒿琥酯	桂林南药股份有限公司	适用于脑型疟及各种危重疟疾的治疗
232	注射用血栓通（冻干）	广西梧州制药（集团）股份有限公司	活血祛瘀，通脉活络。用于瘀血阻络，中风偏瘫，胸痹心痛及视网膜中央静脉阻塞症
233	滋肾育胎丸	广州白云山中一药业有限公司	补肾健脾，益气培元，养血安胎，强壮身体。用于脾肾两虚，冲任不固所致的滑胎（防治习惯性流产和先兆性流产）
234	祖卡木颗粒	新疆维吾尔药业有限责任公司	调节异常气质，清热，发汗，通窍。用于感冒咳嗽，发热无汗，咽喉肿痛，鼻塞流涕
235	祖师麻膏药	甘肃泰康制药有限责任公司	祛风除湿，活血止痛。用于风寒湿痹、瘀血痹阻经脉，症见肢体关节肿痛、畏寒肢冷，局部肿胀，有硬结或瘀斑